Tina Knoch

Praxisanleitung nach der neuen Pflegeausbildung

Die Vorgaben erfolgreich umsetzen

Unter Mitarbeit von Johanna Spies

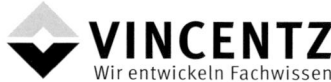

Bibliografische Information der Deutschen Nationalbibliothek

Die Deutsche Bibliothek verzeichnet diese Publikation in der Deutschen
Nationalbibliografie; detaillierte bibliografische Daten sind im Internet über
http://dnb.d-nb.de abrufbar.

Sämtliche Angaben und Darstellungen in diesem Buch entsprechen dem
aktuellen Stand des Wissens und sind bestmöglich aufbereitet.
Der Verlag und der Autor können jedoch trotzdem keine Haftung für Schäden
übernehmen, die im Zusammenhang mit Inhalten dieses Buches entstehen.

© VINCENTZ NETWORK, Hannover 2019

Besuchen Sie uns im Internet: www.www.altenpflege-online.net

Druck: Gutenberg Beuys Feindruckerei GmbH, Langenhagen

Foto Titelseite: AdobeStock, Monkey Business

Satz: Heidrun Herschel, Wunstorf

ISBN 978-3-7486-0044-2

Tina Knoch

Praxisanleitung nach der neuen Pflegeausbildung

Die Vorgaben erfolgreich umsetzen

Unter Mitarbeit von Johanna Spies

Inhalt

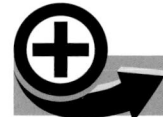 Jetzt Code scannen und mehr bekommen …

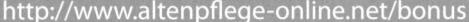 http://www.altenpflege-online.net/bonus

Ihr exklusiver Bonus an Informationen!

Ergänzend zu diesem Buch bietet Ihnen *Altenpflege* Bonus-Material zum Download an.
Scannen Sie den QR-Code oder geben Sie den Buch-Code unter www.altenpflege-online.net/bonus
ein und erhalten Sie Zugang zu Ihren persönlichen kostenfreien Materialien!

Buch-Code: AH1133

Vorwort

Durch die Reform der Ausbildung in den Pflegeberufen werden die bisherigen Ausbildungen in der Altenpflege wie in der Gesundheits- und (Kinder-)Krankenpflege zusammengeführt.

Bis zu diesem Punkt war es allerdings ein weiter Weg. Die Entwicklung eines gemeinsamen Berufsprofils wurde bereits seit Mitte der Neunziger -ahre, wenn nicht sogar noch länger, breit und durchaus kontrovers diskutiert. Ein erster Schritt war die Reform der Altenpflege und Krankenpflegeausbildung, die 2003 in zwei bundesweit gültigen Berufsgesetzen neu geregelt wurden. Damit wurden die Ausbildungen quasi dualisiert, d.h., sie waren nunmehr an zwei Lernorten durchzuführen: den ausbildenden Schulen sowie den Pflegeeinrichtungen. Diese erhielten einen eigenständigen Bildungsauftrag, der gegenüber dem schulischen Anteil der Ausbildung durch den höheren Stundenanteil auch deutlich an Bedeutung gewann. Während Schulen und Betriebe damit beschäftigt waren, die neuen Ausbildungsstrukturen zu schaffen und den gesetzlichen Anforderungen gerecht zu werden, schritt die Entwicklung in Richtung Generalistik weiter voran. In Studien und Modellversuchen bereitete insbesondere das Bundesministerium für Familie, Senioren, Frauen und Jugend den Weg und ließ untersuchen und erproben, welche Möglichkeiten der Zusammenführung der verschiedenen Pflegeausbildungen möglich wären.

Im Feld der Altenpflegeausbildung gab es parallel zu dieser Entwicklung zwei Projekte, die insbesondere die Situation der Praxisanleitungen, als Ausbildungsverantwortliche in der Pflege, stärken und verbessern sollten und an denen die Autorin als Vorstand des durchführenden Instituts für Gerontologische Forschung (IGF) e.V. beteiligt war. Zielsetzung beider Projekte war die Entwicklung von Handlungsempfehlungen und Ausbildungsmaterialien, die handlungsorientiert direkt in der praktischen Ausbildungsarbeit eingesetzt werden konnten:

- *Erfolgreiche Praxisanleitung in der Altenpflegeausbildung* – Eine Investition in die Zukunft. Gefördert vom Bundesministerium für Familie, Senioren, Frauen und Jugend. Durchführung einer schriftlichen Befragung von Praxisanleitungen und Entwicklung von Empfehlungen. Laufzeit 2004 – 2006

- *Servicenetzwerk Altenpflegeausbildung* – Aufbau eines bundesweiten Beratungsnetzwerks. Publikation: Die praktische Altenpflegeausbildung. Ein Handbuch des Servicenetzwerkes Altenpflegeausbildung für ambulante und stationäre Pflegeeinrichtungen. Auftrag des Bundesministeriums für Familie, Senioren, Frauen und Jugend. Laufzeit 2007 – 2010

Im Anschluss an diese Projekte konnte das Institut für Gerontologische Forschung e. V. den Modellversuch „Qualitätsentwicklung in der Altenpflegeausbildung" (QUE-SAP) durchführen. Dieser war Teil des Modellprogramms zur „Entwicklung und Sicherung der Qualität in der betrieblichen Berufsausbildung" unter der Federführung des Bundesinstituts für Berufsbildung (BIBB). In der Zeit von 2010 bis 2013 wurde das Programm durch das Bundesministerium für Bildung und Forschung (BMBF) finanziert. Die Ergebnisse dieses Modellversuchs wurden abschließend auf der Webseite des Bundesinstituts für Berufsbildung publiziert:

- QUESAP – Qualitätsentwicklung in der Altenpflegeausbildung – Wie betriebliche Ausbildungsstandards entstehen können.

Die dort beschriebenen Qualitätsbausteine mit ihren Arbeitshilfen und Formularen setzten die Entwicklung der Materiealien des IGF e. V. aus dem Handbuch „Die praktische Altenpflegeausbildung" (BMFSFJ 2014) fort und konnten in Kooperation mit 24 ambulanten und stationären Pflegeeinrichtungen sowie sechs Altenpflegeschulen weiterentwickelt und erstmals in der Praxis erprobt werden.

Die Qualitätsentwicklung der betrieblichen Pflegeausbildung haben wir seitdem weiter vorangetrieben. Seit dem Jahr 2014 ist QUESAP® als Marke beim Deutschen Patentamt registriert, ebenso wie das von uns entwickelte Qualitätssiegel „Gute Ausbildung – Gute Fachkräfte!®" Wir beraten und schulen Einrichtungsleitungen, Qualitätsmanagementbeauftragte und selbstverständlich auch Praxisanleitungen bei der Implementierung des QUESAP®-Modells und verleihen auf Wunsch und nach erfolgreich absolviertem Audit das Qualitätssiegel für die Dauer von drei Jahren.

Dieses Buch verfolgt die beschriebene Entwicklungslinie weiter. Wir adaptieren das QUESAP®-Modell mit seinen Qualitätsbausteinen für die neue Pflegeausbildung. Im ersten Teil des Buches machen wir Sie mit den neuen gesetzlichen Grundlagen und den daraus resultierenden Herausforderungen für die praktische Ausbildung vertraut. Wir stellen Ihnen die Kompetenzprofile der neuen Pflegekräfte, wie sie in der Ausbildungs- und Prüfungsverordnung beschrieben sind, vor und greifen kurz die Möglichkeit zur Spezialisierung auf die Abschlüsse der Altenpflege bzw. Gesundheits-und Kinderkrankenpflege auf. Im zweiten Teil des Buches bringen wir Ihnen das neue Ausbildungsverständnis nahe und beschreiben, wie Ihnen beispielhaft mithilfe der Qualitätsbausteine aus dem QUESAP®-Modell die Anpassung an die neuen Vorgaben gelingen kann. Zu einer erfolgreichen Qualitätsentwicklung Ihrer praktischen Ausbildung gehört auch die Überprüfung der betriebsinternen Fortschritte. Wir zeigen Ihnen, wie Sie mithilfe des Qualitäts-Checks Ihre Erfolge sichtbar machen und konkrete Ansatzpunkte für die Weiterentwicklung herausfinden.

Wir wollen, dass Ihnen, auch mit knappen Ressourcen und unter einem hohen Anpassungsdruck, die Umstellung auf die neue Pflegeausbildung gut gelingt, sodass auch Sie am Ende sagen können: „Gute Ausbildung – Gute Fachkräfte!®"

München im Februar 2019
Tina Knoch

Hinweis des Verlages an die Leser:
Im zweiten Teil dieses Buches geht es darum, welche Aufgaben und Prozesse konkret in Ihrer Einrichtung neu aufgestellt bzw. geändert werden müssen, damit nach der neuen Ausbildungsordnung ausgebildet werden kann.

Das QUESAP®-Modell ist genau zu diesem Zweck entwickelt worden und wird an verschiedenen Stellen dieses Buchteils erwähnt. Es ist zu einem viel früheren Zeitpunkt im „offiziellen" Auftrag (Förderung durch Bundesministerien) entstanden und jetzt für privatwirtschaftliche Zwecke auf die Generalistische Ausbildung hin weiterentwickelt worden. Wenn also in diesem Buch an mehreren Stellen das QUESAP®-Modell erwähnt wird, sind diese Textteile als Beispiele dafür zu sehen, wie der Umstellungsprozess der Ausbildungsorganisation gemanagt werden kann. Insofern könnten natürlich auch andere Prozessschritte bzw. -beispiele entwickelt und vorgestellt werden, die nicht weniger richtig und zielführend sein können.

Einleitung

Pflegeberufe – und hier besonders die Altenpflege – zählen derzeit mit zu den wichtigsten Dienstleistungsberufen. Mit der kontinuierlich steigenden Nachfrage von Pflegedienstleistungen müssen auch besondere betriebliche Anstrengungen unternommen werden, um eine hochwertige, an der Würde der auf Hilfe und Pflege angewiesenen Menschen ausgerichtete individuelle Versorgung und Betreuung zu sichern.

Die demografische Entwicklung verschärft zunehmend die Herausforderung, in unterschiedlichen pflegerischen Kontexten handlungskompetente Pflegekräfte auszubilden und einzusetzen. Der Markt ist gekennzeichnet durch einen kontinuierlichen Anstieg auf der Nachfrageseite, dem auf der Angebotsseite aufgrund des Fachkräftemangels kaum mehr in ausreichendem Maße begegnet werden kann.

Das zentrale Anliegen der Reform der Pflegeausbildung ist es laut den Webseiten der beiden federführenden Bundesministerien[1], diese zu modernisieren, ihre Attraktivität zu steigern und einen Beitrag zur Aufwertung des Berufsbereichs der Pflege insgesamt zu leisten. Zudem soll mit der neuen Gesetzgebung die Grundlage dafür geschaffen werden, die Pflegeberufe zukunftsgerecht weiterzuentwickeln und Qualitätsverbesserungen vorzunehmen. Die Berufsausbildung soll künftig Pflegefachkräfte zur Pflege von Menschen aller Altersgruppen und in allen Versorgungsformen befähigen. Die besonderen Bedürfnisse älterer Menschen, die in allen Versorgungsbereichen den größten Anteil der zu Pflegenden ausmachen werden, sind hierbei von besonderem Belang. Man erhofft sich durch die Reform auch, den beständigen Veränderungen im Berufsfeld Pflege besser begegnen zu können. Beide Ministerien gehen davon aus, dass durch die generalistische berufliche Ausbildung der Wechsel zwischen den einzelnen Pflegebereichen erleichtert wird und Pflegekräften dadurch zusätzliche Einsatz- und Aufstiegsmöglichkeiten zur Verfügung stehen.

Die Reform der Pflegeausbildung leistet laut Bundesfamilienministerium einen Beitrag zur Modernisierung der Ausbildungsinhalte, zur besseren Ausstattung der Pflegeschulen und sorgt für mehr Zeit für Praxisanleitung im Betrieb. Durch die Schulgeldfreiheit und eine einheitliche Finanzierung der Ausbildungsvergütung werden die Rahmenbedingungen für die Ausbildung angeglichen.

---

1 Bundesministerium für Familie, Senioren, Frauen und Jugend (www.bmfsfj.de) und Bundesministerium für Gesundheit (www.bundesgesundheitsministerium.de); letzter Zugriff am 09.02.2019

Die Einführung einer grundständigen akademischen Ausbildung in Form eines Pflegestudiums eröffnet eine weitere Qualifizierungsmöglichkeit sowie Karrierechancen und wird als Antwort gesehen, auf die Herausforderungen einer zunehmend komplexeren Pflegelandschaft, heißt es auf der Webseite des Bundesfamilienministeriums.

Im Interesse der jungen Menschen, die einen Pflegeberuf erlernen, aber auch im Interesse aller Menschen, die einen Anspruch auf eine qualifizierte Pflege haben, müssen sich ausbildende Pflegeeinrichtungen hohen Qualitätsstandards verpflichten und diese bereits in ihre Ausbildungsprozesse integrieren.

Betriebliche Ausbildung darf sich daher nicht auf das reine Erlernen pflegerischer Verrichtungen beschränken. Sie bedeutet vielmehr eine an pflegerischen Qualitäts- und Wertmaßstäben, Lernbedürfnissen und betrieblichen Anforderungen gleichermaßen ausgerichtete Hinführung der Auszubildenden an die eigenständige Wahrnehmung beruflicher Aufgaben.

Die praktische Ausbildung in den Pflegeeinrichtungen sollte so gestaltet sein, dass sie eine ganzheitliche Entwicklung pflegerischer Kompetenzen ermöglicht und Wege zu einer kontinuierlichen Reflexion des professionellen Handelns im Sinne einer bewohner-, klienten- und patientenorientierten Pflege aufzeigt.

Für viele ambulante und stationäre Pflegeeinrichtungen und auch Krankenhäuser ist es angesichts knapper personeller und zeitlicher Ressourcen, aber auch aufgrund einer häufig wenig bedarfsgerechten berufspädagogischen Qualifizierung des Ausbildungspersonals nicht einfach, diesen Bildungsauftrag auf hohem Niveau zu erfüllen. Hierbei kann dieses Buch Sie unterstützen.

1 Grundlagen der neuen Pflegeausbildung

Aus unserer jahrelangen Beratungs- und Weiterbildungstätigkeit wissen wir, dass viele Ausbildungsverantwortliche die rechtlichen Grundlagen und die neue Struktur der Pflegeausbildung nicht oder nur ungenügend kennen. Sie wissen häufig nicht oder nur unzureichend, wie der Ablauf der praktischen Ausbildung sein wird und über welche Kompetenzen die Auszubildenden nach der Ausbildung verfügen sollten, was der Unterschied zwischen der dreijährigen Ausbildung und dem Pflegestudium ist und wie es sich mit der Spezialisierungsmöglichkeit für Alten- bzw. Gesundheits- und Kinderkrankenpflege verhält. Daher wollen wir Sie im folgenden ersten Teil des Buches mit diesen Grundlagen vertraut machen, damit Sie eine gute Basis für Ihre vom Qualitätsanspruch geleitete Ausbildung haben.

1.1 Rechtliche Grundlagen

Am 17. Juli 2017 wurde das Pflegeberufegesetz (PflBG) vom Bundestag mit Zustimmung des Bundesrates beschlossen. Es tritt am 1. Januar 2020 in Kraft und regelt die berufsgruppenübergreifende Ausbildung. Die entsprechende Ausbildungs- und Prüfungsverordnung für die Pflegeberufe (PflAPrV) wurde am 2. Oktober 2018 von den Bundesministerien für Familie, Senioren, Frauen und Jugend sowie für Gesundheit gemeinsam in Kraft gesetzt.

Die Finanzierung der Ausbildungskosten nach dem Pflegeberufegesetz wurde in der Pflegeberufe-Ausbildungsfinanzierungsverordnung (PflAFinV) geregelt. Über Ausgleichsfonds der Bundesländer werden entsprechende Mittel an die ausbildenden Krankenhäuser, Pflegeheime und ambulante Pflegedienste ausgezahlt. Auch die Pflegeschulen erhalten Geld aus den Ausgleichsfonds. In diese Fonds zahlen alle Krankenhäuser und alle Pflegeeinrichtungen ein, neben den Ländern beteiligen sich auch die Pflegeversicherungen (vgl. www.bundesgesundheitsministerium.de, zuletzt am 09.02.2019). Das genaue Vorgehen der Beantragung von Mitteln aus dem zuständigen Ausgleichsfonds Ihres Bundeslandes kann zum Zeitpunkt der Drucklegung dieses Buches noch nicht beschrieben werden, da diese noch nicht überall bestehen. Bitte wenden Sie sich für nähere Informationen an die zuständige Stelle Ihres Bundeslandes. Im Internet werden Sie fündig, wenn Sie in Ihre bevorzugte Suchmaschine die Suchbegriffe „Ausgleichsfond Pflegeausbildung" ergänzt um den Namen Ihres Bundeslandes eingeben.

Alle neuen Gesetzestexte sind über das Bundesgesetzblatt im Internet zugänglich unter www.bgbl.de:

- Gesetz zur Reform der Pflegeberufe (PflBRefG): Bundesgesetzblatt Jahrgang 2017 Teil I Nr. 49, ausgegeben zu Bonn am 24. Juli 2017; S. 2581–2614
- Artikel 1 ist hier das Gesetz über die Pflegeberufe (PflBG)
- Ausbildungs- und Prüfungsverordnung für die Pflegeberufe (PflAPrV): Bundesgesetzblatt Jahrgang 2018 Teil I Nr. 34, ausgegeben zu Bonn am 10. Oktober 2018; S. 1572-1621
- Pflegeberufe-Ausbildungsfinanzierungsverordnung (PflAFinV): Bundesgesetzblatt Jahrgang 2018 Teil I Nr. 34, ausgegeben zu Bonn am 10. Oktober 2018; S.1622–1631

Übergangsregelung

Ausbildungen in der Altenpflege und in der Gesundheits- und (Kinder)Krankenpflege, die vor Ablauf des 31. Dezember 2019 begonnen wurden, können noch bis zum 31. Dezember 2024 auf der Grundlage der bisherigen Gesetzgebung – dem Altenpflegegesetz (AltPlfG) und dem Krankenpflegegesetz (KrPflG) – in der jeweils am 31. Dezember 2019 geltenden Fassung abgeschlossen werden (vgl. Pflegeberufereformgesetz, § 66). Das bedeutet, dass bis 2024 neben dem neuen Pflegeberufegesetz auch noch die beiden Vorgängergesetze mit ihren Ausbildungs- und Prüfungsverordnungen zur Anwendung kommen.

Die aufgrund der Pflegeberufereform notwendigen Aktualisierungen in Alten- und Krankenpflegegesetz sowie den zugehörigen Prüfungsverordnungen finden Sie in der jeweils gültigen Fassung auf der Internetseite des Bundesministerium der Justiz und für Verbraucherschutz www.gesetze-im-internet.de:

- Altenpflegegesetz (AltPlfG): in der Fassung der Bekanntmachung vom 25. August 2003 (BGBl. I S. 1690), das zuletzt durch Artikel 1B des Gesetzes vom 17. Juli 2017 (BGBl. I S. 2581) geändert worden ist.
- Krankenpflegegesetz (KrPflG): vom 16. Juli 2003 (BGBl. I S. 1442), das zuletzt durch Artikel 1A des Gesetzes vom 17. Juli 2017 (BGBl. I S. 2581) geändert worden ist.
- Altenpflege-Ausbildungs- und Prüfungsverordnung (AltPflAPrV): vom 26. November 2002 (BGBl. I S. 4418), die zuletzt durch Art. 35 des Gesetzes vom 18. April 2016 (BGBl. I S. 886) geändert worden ist.

- Krankenpflege-Ausbildungs- und Prüfungsverordnung (KrPflAPrV): vom 10. November 2003 (BGBl. I S. 2263), die zuletzt durch Art. 33 des Gesetzes vom 18. April 2016 (BGBl. I S. 886) geändert worden ist.

Wir empfehlen Ihnen, sich die für Sie relevanten Gesetzestexte auszudrucken und sich mit ihnen vertraut zu machen. In diesem Buch beziehen wir uns auf die neuen gesetzlichen Grundlagen und geben an den entsprechenden Stellen den Verweis auf das Pflegeberufegesetz oder die Ausbildungs- und Prüfungsverordnung.

1.2 Die neue Pflegeausbildung im Überblick

Erstmals werden mit dem Pflegeberufegesetz vorbehaltene Tätigkeiten der Pflege benannt (§4 PflBG). Diese dürfen nur von Personen durchgeführt werden, die einen Berufsabschluss nach dieser Gesetzgebung vorweisen können.

Vorbehaltene Tätigkeiten

Die vorbehaltenen Tätigkeiten umfassen folgende pflegerische Aufgaben:
- die Erhebung und Feststellung des individuellen Pflegebedarfs,
- die Organisation, Gestaltung und Steuerung des Pflegeprozesses und
- die Analyse, Evaluation, Sicherung und Entwicklung der Qualität der Pflege.

Mögliche Ausbildungsabschlüsse

Diese Aufgaben dürfen nur von Personen durchgeführt werden, die nach einer erfolgreich abgeschlossenen Ausbildung die Erlaubnis zum Führen der Berufsbezeichnung „Pflegefachfrau"/„Pflegefachmann" bzw. nach einer hochschulischen Ausbildung mit dem Zusatz des akademischen Grades erteilt bekommen (vgl. § 1 PflBG).

Damit wird der Pflegeberuf deutlich aufgewertet und ein Qualitätsstandard festgeschrieben, da Pflegeeinrichtungen diese Aufgaben auch nur an entsprechend qualifizierte Arbeitnehmer und Arbeitnehmerinnen übertragen dürfen.

Wie erreicht man die Qualifikation?

Das Pflegeberufegesetz gibt vor, dass ab dem Jahr 2020 eine dreijährige, generalistische berufliche Ausbildung mit dem Abschluss „Pflegefachfrau"/„Pflegefachmann" die bisherigen Ausbildungen zur Altenpflegerin/Altenpfleger bzw. in der Gesundheits- und (Kinder-) Krankenpflege ablöst. Diejenigen, die eine hochschulische Ausbildung absolviert haben dürfen dann die Berufsbezeichnung mit dem Zusatz des akademischen Grades führen. Für jede erteilte Erlaubnis zum Führen der Berufsbezeichnung Altenpflegerin/Altenpfleger oder Gesundheit- und (Kinder-)-Kranken-pfleger bzw. -pflegerin nach dem Alten- bzw. Krankpflegegesetz in der am 31. Dezember 2019 geltenden Fassung gilt ein Bestandsschutz.

Für dieses Buch beschränken wir uns auf die Darstellung der dreijährigen beruflichen Ausbildung. Da die hochschulische Ausbildung von den anbietenden Hochschulen selbst gestaltet werden wird und die Studiengänge von den zuständigen Landesministerien genehmigt werden müssen, können wir hier keine näheren Informationen geben. Wichtig zu wissen ist, dass auch die hochschulische Ausbildung in Kooperation mit Praxispartnern durchzuführen ist. Sie werden daher vermehrt Kooperationsanfragen von ausbildenden Hochschulen erhalten. Haben Sie die dreijährige berufliche Ausbildung gut strukturiert und organisiert, wird Ihre Einrichtung ein attraktiver Ausbildungspartner sein. Damit eröffnen Sie sich die Chance, akademisiert ausgebildete Pflegefachfrauen und -männer in Ihr Unternehmen zu integrieren und Ihr Personalgefüge strategisch weiterzuentwickeln.

Dauer der Ausbildung

Die Gesamtdauer der beruflichen Ausbildung beträgt weiterhin drei Jahre in Vollzeit bzw. maximal fünf Jahre in Teilzeit. Ebenfalls unverändert bleibt die Gliederung in theoretischen und praktischen Unterricht (2.100 Stunden) und in die praktische Ausbildung, die nach wie vor mit 2.500 Stunden überwiegt. Die genaue Aufteilung der Stunden im Rahmen des theoretischen und praktischen Unterrichts sowie der praktischen Ausbildung finden sich in der Pflegeausbildungs- und Prüfungsverordnung in Anlage sechs und Anlage sieben (vgl. dort S. 1613 ff.).

Wahlmöglichkeit der Auszubildenden und Spezialisierung

Anstelle des generalistischen Berufsabschlusses zur Pflegefachfrau/Pflegefachmann kann von den Auszubildenden für das dritte Ausbildungsjahr auch eine Spezialisierung mit dem Abschluss „Altenpfleger/in" oder „Gesundheits- und Kinderkrankenpfleger/in" gewählt werden. Hierfür ist der entsprechende Vertiefungseinsatz zu absolvieren. Der Ausbildungsvertrag muss über dieses Wahlrecht informieren. Das Wahlrecht der Auszubildenden ist zunächst auf fünf Jahre festgelegt. Bis zum 30. Dezember 2025 wird durch die beiden zuständigen Bundesministerien für Familie, Senioren, Frauen und Jugend bzw. Gesundheit ermittelt, welcher Anteil der Auszubildenden das Wahlrecht ausgeübt hat. Sollte der jeweilige Anteil geringer als 50 % sein, werden Vorschläge zur Anpassung des Gesetzes erbracht.

Die gültigen Bedingungen für das Wahlrecht der Auszubildenden sind im Pflegeberufegesetz in den §§ 59 und 61 formuliert. Wollen die Auszubildenden ihr Wahlrecht ausüben, kommen auf den Träger der praktischen Ausbildung folgende Ver-
pflichtungen zu (vgl. § 59 PflBG):

- Er stellt sicher, dass die oder der Auszubildende vor Ausübung des Wahlrechts
  die entsprechenden Pflichteinsätze jeweils mindestens zur Hälfte absolviert
  hat.

- Er ist verantwortlich dafür, dass nach Ausübung des Wahlrechts die Durchführung der jeweiligen gewählten Ausbildung selbst oder über Kooperationsverträge mit anderen Einrichtungen und Pflegeschulen sichergestellt ist. Das
  Wahlrecht soll vier Monate und kann frühestens sechs Monate vor Beginn des
  letzten Ausbildungsdrittels ausgeübt werden. Wird das Wahlrecht ausgeübt,
  ist der Ausbildungsvertrag entsprechend anzupassen.

Einen Überblick über die Grundzüge der Pflegeausbildung gibt Abbildung 1:

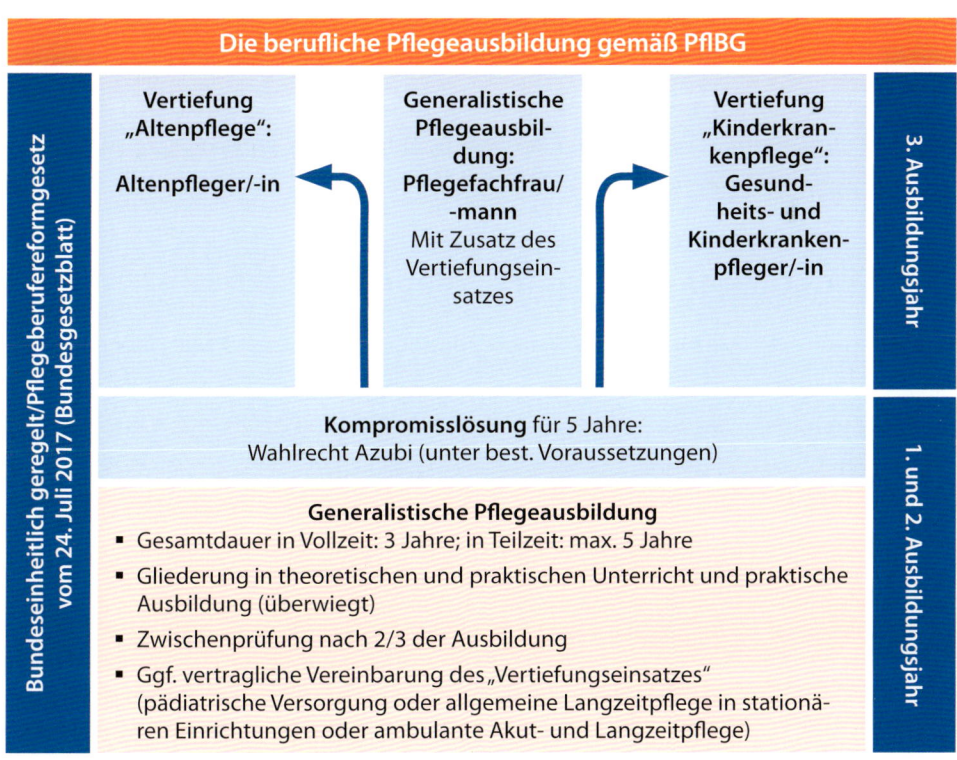

Abb. 1: Die berufliche Pflegeausbildung

Das Wahlrecht wird durchaus kontrovers diskutiert. Während Befürworter betonen, dass dadurch den Besonderheiten der pädiatrischen Pflege wie auch der Altenpflege entsprochen wird, sehen Gegner des Wahlrechts dieses als Sackgasse für die Auszubildenden an.

Wichtig zu wissen ist, dass nur der generalistische Berufsabschluss der EU-Richtlinie über die Anerkennung von Berufsqualifikationen entspricht und somit in anderen EU-Mitgliedstaaten automatisch anerkannt wird. Die gesonderten Abschlüsse in der Altenpflege und der Kinderkrankenpflege können weiterhin im Rahmen einer Einzelfallprüfung in anderen EU-Mitgliedstaaten anerkannt werden.

Auch wichtig zu wissen ist, dass nur der generalistische Berufsabschluss einen Einsatz in allen pflegerischen Versorgungsformen ermöglicht. Nimmt man das Wahlrecht in Anspruch und entscheidet sich für einen der beiden speziellen Berufsabschlüsse, ist später auch nur eine Beschäftigung in dieser speziellen Versorgungsform möglich.

Es ist also im Einzelfall abzuwägen, welcher Abschluss individuell am sinnvollsten ist. Für junge Menschen, die den größten Teil ihres Berufslebens noch vor sich haben, ist es sicher sinnvoller, den umfassenderen Berufsabschluss anzustreben. Für Menschen, die im mittleren Lebensalter als Quereinsteiger oder auch über eine Umschulungsmaßnahme in einen Pflegeberuf einmünden, kann beispielsweise der Berufsabschluss in der Altenpflege geeigneter sein.

1.3 Struktur der praktischen Pflegeausbildung

Die praktische Ausbildung umfasst nach Pflegeberufegesetz § 7 alle pflegerischen Einsatzorte, d. h.:

- Krankenhäuser, die zur Versorgung nach Paragraf 108 des Fünften Buches Sozialgesetzbuch zugelassen sind,

- stationäre Pflegeeinrichtungen, die zur Versorgung nach Paragraf 71 Abs. 2 und Paragraf 72 Abs. 1 des Elften Buches Sozialgesetzbuch zugelassen sind,

- ambulante Pflegeeinrichtungen, die zur Versorgung nach Paragraf 71 Abs. 1 und Paragraf 72 Abs. 1 des Elften Buches Sozialgesetzbuch und nach Paragraf 37 des Fünften Buches Sozialgesetzbuch zugelassen sind.

Abbildung 2 zeigt die Struktur der praktischen Ausbildung unter Berücksichtigung der unterschiedlichen praktischen Einsatzorte. Sie gliedert sich in Pflichteinsätze, einen Vertiefungseinsatz sowie weitere Einsätze. Nach den ersten beiden Dritteln der Ausbildung ist eine Zwischenprüfung abzulegen.

Warum gibt es eine Zwischenprüfung?

Gegenstand der Zwischenprüfung ist die Ermittlung des Ausbildungsstandes zum Ende des zweiten Ausbildungsdrittels. Die Ausbildung kann unabhängig vom Ergebnis der Zwischenprüfung fortgesetzt werden.

Struktur der beruflichen Pflegeausbildung (§ 7 PflBG)

Vertiefungseinsatz
Soll beim Träger der praktischen Einrichtung erfolgen in einem der Bereiche, in denen bereits ein Pflichteinsatz stattgefunden hat.

Pflichteinsätze (B2)
In speziellen Bereichen (…) der allgemein-, geronto-, kinder- oder jugend-psychiatrischen Versorgung
sowie weitere Einsätze
Die Pflichteinsätze (B2) sowie weitere Einsätze können auch in anderen zur Vermittlung der Ausbildungsinhalte geeigneten Einrichtungen durchgeführt werden.

Die Pflichteinsätze (A) sowie der Pflichteinsatz in der pädiatrischen Versorgung (B1) sollen **vor der Zwischenprüfung** durchgeführt werden.

Pflichteinsätze (A)
In der allgemeinen
- Akutpflege in stationären Einrichtungen,
- Langzeitpflege in stationären Einrichtungen und
- ambulanten Akut- und Langzeitpflege

Pflichteinsätze (B1)
Die Pflichteinsätze in speziellen Bereichen der pädiatrischen Versorgung (…) können auch in anderen, zur Vermittlung der Ausbildungsinhalte geeigneten, Einrichtungen durchgeführt werden.

Pflichteinsätze
- Pflichteinsätze (A)
- Pflichteinsatz in der pädiatrischen Versorgung (B1)
- Pflichteinsatz in speziellen Bereichen und sonstige Einsätze (B2)

zugelassene Krankenhäuser nach § 108 SGB V	zugelassene stationäre Pflegeeinrichtungen nach SGB XI	zugelassene ambulante Pflegeeinrichtungen nach SGB V und XI

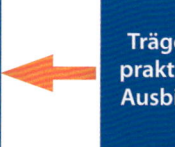

Träger der praktischen Ausbildung

Einrichtungen müssen die Praxisanleitung sicherstellen (§6 Abs. 3 PflBG)
Umfang: mind. 10% der während eines Einsatzes zu leistenden praktischen Ausbildungszeit

Überwiegender Teil der praktischen Ausbildung findet beim Träger statt
Näheres regelt die Ausbildungs- und Prüfungsverordnung

Abb. 2: Struktur der beruflichen Pflegeausbildung – Praxisteil

Wenn die Erreichung des Ausbildungsziels gefährdet ist, prüfen Träger und Pflege-schule gemeinsam mit der oder dem Auszubildenden die Maßnahmen zur Siche-rung des Ausbildungserfolgs und ergreifen diese. Das Nähere zur Zwischenprü-fung regeln die Länder.

Stundenverteilung im Rahmen der praktischen Ausbildung

Folgende Stundenverteilung ist in der Ausbildungs- und Prüfungsverordnung im Rahmen der praktischen Ausbildung der beruflichen Pflegeausbildung auf die ver-schiedenen Einsatzarten festgelegt:

Erstes und zweites Ausbildungsdrittel		Stunden
I	Orientierungseinsatz: flexibel gestaltbar beim Träger der praktischen Ausbildung	400
II	Pflichteinsätze (A)	
	1 Stationäre Akutpflege	400
	2 Stationäre Langzeitpflege	400
	3 Ambulante Akut-/Langzeitpflege	400
III	Pflichteinsätze (B1)	120*
	Pädiatrische Versorgung	
Summe erstes und zweites Ausbildungsdrittel		**1.720**
Letztes Ausbildungsdrittel		Stunden
IV	Pflichteinsätze (B2)	120
	1 allgemein-, geronto-, kinder- oder jugendpsychiatrische Versorgung	
	2 Bei Ausübung des Wahlrechts zum Abschluss Kinderkrankenpflege: nur kinder- oder jugendpsychiatrische Versorgung	
	3 Bei Ausübung des Wahlrechts zum Abschluss Altenpflege: nur gerontopsychiatri-sche Pflege	
V	Vertiefungseinsatz im Bereich eines Pflichteinsatzes	500
	1 Im Bereich eines Pflichteinsatzes nach II. bis IV.1. Im Bereich des Pflichteinsatzes nach II.3. auch mit Ausrichtung auf die ambulante Langzeitpflege	
	2 Für das Wahlrechts zum Abschluss Kinderkrankenpflege im Bereich eines Pflicht-einsatzes nach III.	
	3 Für das Wahlrechts zum Abschluss Altenpflege im Bereich eines Pflichteinsatzes nach II.2. oder II.3. mit Ausrichtung auf die ambulante Langzeitpflege	
VI	**Weitere Einsätze/Stunden zur freien Verfügung (weitere Einsätze und Vertiefungs-bereich je 80 Std.**	160
Summe letztes Ausbildungsdrittel		**780**
Gesamtsumme		**2.500**

Tabelle 1: Stundenverteilung praktische Ausbildung (Darstellung in Anlehnung an Anlage 7 der PflAPrV)

*Bis zum 31.12.2024 entfallen auf „III. Pflichteinsatz" (B1) mindestens 60 und höchstens 120 Stunden. Die ggf. freiwerdenden Stundenkontingente erhöhen entsprechend die Stunden von „I. Orientierungseinsatz".

Die Bezeichnungen A, B1 und B2 in Tabelle 1 beziehen sich zum besseren Verständnis auf die in Abbildung 2 benannten Einsätze und sind nicht der PflAPrV entnommen. Den genauen Wortlaut entnehmen Sie bitte der Anlage 7 der Ausbildungs- und Prüfungsverordnung. Dies gilt auch für die Differenzierung der weiteren Einsätze/Stunden nach Ziffer VI.

1.4 Aufgabenverteilung in der beruflichen Pflegeausbildung

Die Ausbildung ist auf das Erreichen der folgenden Ausbildungsziele ausgerichtet:

Die Ausbildung zur Pflegefachfrau oder zum Pflegefachmann vermittelt die erforderlichen **fachlichen und personalen Kompetenzen**, einschließlich der zugrunde liegenden **methodischen, sozialen, interkulturellen und kommunikativen Kompetenzen** und der zugrunde liegenden Lernkompetenzen sowie die **Fähigkeit zum Wissenstransfer und zur Selbstreflexion,** die

- für die selbständige, umfassende und prozessorientierte Pflege von Menschen aller Altersstufen, erforderlich sind.
  (§ 5 Abs. 1 PflBG)
- Pflege umfasst präventive, kurative, rehabilitative, palliative und sozialpflegerische Maßnahmen zur Erhaltung, Förderung, Wiedererlangung oder Verbesserung der physischen und psychischen Situation der zu pflegenden Menschen, ihre Beratung sowie ihre Begleitung in allen Lebensphasen und die Begleitung Sterbender.
  (§ 5 Abs. 2 PflBG)

Die Ausdifferenzierung in Kompetenzprofile für alle nach Pflegeberufegesetz möglichen Abschlüsse wird in Abschnitt 1.5 erläutert. Zunächst ist wichtig, die Verantwortlichkeiten für das Erreichen der Ausbildungsziele zu klären: Der Träger der praktischen Ausbildung und die Pflegeschule sind gemeinsam verantwortlich.

Nach dem Pflegeberufegesetz ergibt sich folgende Aufgabenverteilung zwischen dem Träger der praktischen Ausbildung und der Pflegeschule:

- Der theoretische und praktische Unterricht wird auf der Grundlage eines von der Pflegeschule zu erstellenden schulinternen Curriculums erteilt. Die praktische Ausbildung wird in den Einrichtungen auf der Grundlage eines vom Träger der praktischen Ausbildung zu erstellenden Ausbildungsplans durchgeführt.
  (§ 6 Abs. 2 + 3 PflBG)

- Der Träger der praktischen Ausbildung hat über Vereinbarungen mit den weiteren an der praktischen Ausbildung beteiligten Einrichtungen zu gewährleisten, dass […] die Ausbildung auf der Grundlage eines Ausbildungsplans zeitlich und sachlich gegliedert so durchgeführt werden kann, dass das Ausbildungsziel in der vorgesehenen Zeit erreicht werden kann.
  (§ 8 Abs. 3 Satz 2 und § 18 Abs. 1 Satz 1 PflBG)

- Die Einrichtungen der praktischen Ausbildung stellen die Praxisanleitung sicher. Aufgabe der Praxisanleitung ist es, die Auszubildenden schrittweise an die Wahrnehmung der beruflichen Aufgaben als Pflegefachfrau oder Pflegefachmann heranzuführen, zum Führen des Ausbildungsnachweises anzuhalten und die Verbindung mit der Pflegeschule zu halten. Praxisanleitung erfolgt im Umfang von mindestens 10 % der während eines Einsatzes zu leistenden praktischen Ausbildungszeit, geplant und strukturiert auf der Grundlage des Ausbildungsplanes.
  (§ 4 Abs. 1 PflAPrV)

- Die Befähigung zur Praxisanleitung ist durch berufspädagogische Zusatzqualifikation von mindestens 300 Stunden und kontinuierliche berufspädagogische Fortbildung von mindestens 24 Stunden jährlich gegenüber der zuständigen Behörde nachzuweisen. Es gibt einen Bestandsschutz für alle Praxisanleitungen, die ihre Qualifikation nachweislich bis zum 31. Dezember 2019 nach den bis dahin geltenden Bedingungen in den Ausbildungs- und Prüfungsverordnungen absolviert haben.
  (§ 4 Abs. 3 PflAPrV)

- Die Pflegeschule trägt die Gesamtverantwortung für die Koordination des Unterrichtes mit der praktischen Ausbildung und prüft, ob der Ausbildungsplan den Anforderungen des schulinternen Curriculums entspricht. Ist dies nicht der Fall, ist der Träger der praktischen Ausbildung zur Anpassung des Ausbildungsplans verpflichtet.
  (§ 10 Abs. 1 PflBG)

- Die Pflegeschule überprüft anhand des Ausbildungsnachweises der Schüler, ob die praktische Ausbildung gemäß dem Ausbildungsplan durchgeführt wird.
  (§ 10 Abs. 2 PflBG)

Abbildung 3 fasst die Aufgabenverteilung zwischen Träger der praktischen Ausbildung und Pflegeschule noch einmal in einer Übersicht zusammen.

Aufgabenverteilung der beruflichen Ausbildung

Träger der praktischen Ausbildung: Verantwortung für die Durchführung der praktischen Ausbildung (einschließlich Organisation)

Schließt mit Azubi einen **Ausbildungsvertrag**

Erstellt den **Ausbildungsplan** über die gesamte praktische Ausbildung

hat über **Vereinbarungen** mit den weiteren an der praktischen Ausbildung beteiligten Einrichtungen zu gewährleisten, dass

1. die vorgeschriebenen Einsätze der praktischen Ausbildung in den weiteren an der praktischen Ausbildung beteiligten Einrichtungen durchgeführt werden können und
2. die Ausbildung auf der Grundlage eines Ausbildungsplans zeitlich und sachlich gegliedert so durchgeführt werden kann,
3. das Ausbildungsziel in der vorgesehenen Zeit erreicht werden kann.

Die Pflegeschule kann zum Abschluss des Ausbildungsvertrages für den Träger der praktischen Ausbildung bevollmächtigt werden. *Voraussetzung dafür:

Diese Aufgaben des Trägers der praktischen Ausbildung können von einer Pflegeschule wahrgenommen werden, wenn Trägeridentität besteht oder soweit der Träger der praktischen Ausbildung die Wahrnehmung der Aufgaben durch Vereinbarung auf die Pflegeschule übertragen hat.

Der Pflegeschule obliegt die **Gesamtverantwortung** für die Ausbildung

Sie ist für die **Koordination** des Unterrichts mit der praktischen Ausbildung zuständig.

Prüft, ob der **Ausbildungsplan** für die praktische Ausbildung den Anforderungen des schulinternen Curriculums entspricht.
- Wenn nicht, ist der Träger der praktischen Ausbildung zur Anpassung des Ausbildungsplans verpflichtet.

Überprüft anhand des von den **Auszubildenden** zu führenden Ausbildungsnachweises, ob die praktische Ausbildung gemäß dem Ausbildungsplan durchgeführt wird.
- Die an der praktischen Ausbildung beteiligten Einrichtungen unterstützen die Pflegeschule bei der Durchführung der von dieser zu leistenden Praxisbegleitung.

Sorgt für eine angemessene Praxisbegleitung

---

* Träger der praktischen Ausbildung bleibt (…) die Einrichtung (…). Auszubildende sind für die gesamte Dauer der Ausbildung Arbeitnehmer (…) des Trägers der praktischen Ausbildung.

- Die Pflegeschule,
- der Träger der praktischen Ausbildung und
- die weiteren an der praktischen Ausbildung beteiligten Einrichtungen
- wirken bei der Ausbildung auf der Grundlage entsprechender Kooperationsverträge zusammen (§ 6 Abs. 4 PflBG).

Abbildung 3: Aufgabenverteilung der beruflichen Pflegeausbildung

Aufgrund der gestiegenen Anzahl an Einsatzorten erhält die Lernortkooperation sowohl mit den Pflegeschulen als auch den an der praktischen Ausbildung beteiligten Einrichtungen besondere Bedeutung. Folgende Kooperationsverträge sind zu schließen, um die Zusammenarbeit auf einer verlässlichen Basis zu gestalten:

- zwischen Pflegeschule und Träger der praktischen Ausbildung
- zwischen Träger der praktischen Ausbildung und den weiteren an der praktischen Ausbildung beteiligten Einrichtungen

Nähere Informationen zur Lernortkooperation finden Sie in Kapitel 2.7, in dem dieser Qualitätsbaustein einer guten Ausbildung ausgeführt wird.

1.5 Kompetenzprofile der neuen Pflegefachfrauen/ Pflegefachmänner

Die neue Pflegausbildung ist in Theorie und Praxis an den zu erwerbenden Kompetenzen der Auszubildenden auszurichten. Diese werden in der Ausbildungs- und Prüfungsverordnung (PflAPrV) in den Anlagen 1 bis 5 differenziert nach den unterschiedlichen Abschlüssen und den Kompetenzniveaus für die beiden Prüfungen (Zwischen- und staatliche Prüfung) der beruflichen Pflegeausbildung beschrieben.

ÜBERSICHT ÜBER DIE KOMPETENZBEREICHE

I. **Pflegeprozesse und Pflegediagnostik in akuten und dauerhaften Pflegesituationen verantwortlich planen, organisieren, gestalten, durchführen, steuern und evaluieren.**

1. Die Pflege von Menschen aller Altersstufen verantwortlich planen, organisieren, gestalten, durchführen, steuern und evaluieren.

2. Pflegeprozesse und Pflegediagnostik bei Menschen aller Altersstufen mit gesundheitlichen Problemlagen planen, organisieren, gestalten, durchführen, steuern und evaluieren unter dem besonderen Fokus von Gesundheitsförderung und Prävention.

3. Pflegeprozesse und Pflegediagnostik von Menschen aller Altersstufen in hoch belasteten und kritischen Lebenssituationen verantwortlich planen, organisieren, gestalten, durchführen, steuern und evaluieren

4. In lebensbedrohlichen sowie in Krisen- oder Katastrophensituationen zielgerichtet handeln.

5. Menschen aller Altersstufen bei der Lebensgestaltung unterstützen, begleiten und beraten.

6. Entwicklung und Autonomie in der Lebensspanne fördern.

II. **Kommunikation und Beratung personen- und situationsorientiert gestalten.**

1. Kommunikation und Interaktion mit Menschen aller Altersstufen und ihren Bezugspersonen personen- und situationsbezogen gestalten und eine angemessene Information sicherstellen.

2. Information, Schulung und Beratung bei Menschen aller Altersstufen verantwortlich organisieren, gestalten, steuern und evaluieren.

3. Ethisch reflektiert handeln.

III. **Intra- und interprofessionelles Handeln in unterschiedlichen systemischen Kontexten verantwortlich gestalten und mitgestalten.**

1. Verantwortung in der Organisation des qualifikationsheterogenen Pflegeteams übernehmen.

2. Ärztliche Anordnungen im Pflegekontext eigenständig durchführen.

3. In interdisziplinären Teams an der Versorgung und Behandlung von Menschen aller Altersstufen mitwirken und Kontinuität an Schnittstellen sichern.

IV. **Das eigene Handeln auf der Grundlage von Gesetzen, Verordnungen und ethischen Leitlinien reflektieren und begründen.**

1. Die Qualität der pflegerischen Leistungen und der Versorgung in den verschiedenen Institutionen sicherstellen.

2. Versorgungskontexte und Systemzusammenhänge im Pflegehandeln berücksichtigen und dabei ökonomische und ökologische Prinzipien beachten.

V. **Das eigene Handeln auf der Grundlage von wissenschaftlichen Erkenntnissen und berufsethischen Werthaltungen und Einstellungen reflektieren und begründen.**

1. Pflegehandeln an aktuellen wissenschaftlichen Erkenntnissen, insbesondere an pflegewissenschaftlichen Forschungsergebnissen, Theorien und Modellen ausrichten.

2. Verantwortung für die Entwicklung (lebenslanges Lernen) der eigenen Persönlichkeit sowie das berufliche Selbstverständnis übernehmen

Es werden fünf Kompetenzbereiche unterschieden, die in Unterbereiche gegliedert sind. Jeder Unterbereich ist mit Kompetenzen der Auszubildenden genauer umschrieben.

Diese Kompetenzbereiche sind für alle Abschlussarten und die beiden Niveaustufen
a) bis zur Zwischenprüfung zu erwerbende Kompetenzen und
b) mit dem Abschluss als Pflegefachfrau bzw. -mann erworbene Kompetenzen

identisch. Die weiteren Ausführungen in den Unterbereichen machen jedoch den angestrebten Kompetenzzuwachs deutlich.

Exemplarisch zeigen wir dies für den Kompetenzbereich I. 1. Pflegeprozesse und Pflegediagnostik in akuten und dauerhaften Pflegesituationen verantwortlich planen, organisieren, gestalten, durchführen, steuern und evaluieren auf. Kursiv gedruckt wird der Anstieg des Kompetenzniveaus hervorgehoben.

Auf dem für die Zwischenprüfung erforderlichen Kompetenzniveau wird Folgendes als Erwartungshorizont festgelegt:

2. Die Pflege von Menschen aller Altersstufen verantwortlich planen, organisieren, gestalten, durchführen, steuern und evaluieren.

Die Auszubildenden
a. verfügen über ein *grundlegendes Verständnis* von zentralen Theorien und Modellen zum Pflegeprozess und nutzen diese zur Planung von Pflegeprozessen bei Menschen aller Altersstufen,
b. *beteiligen* sich an der Organisation und Durchführung des Pflegeprozesses,
c. nutzen ausgewählte Assessmentverfahren und beschreiben den Pflegebedarf unter Verwendung von pflegediagnostischen Begriffen,
d. schätzen häufig vorkommende Pflegeanlässe und Pflegebedarf *in unterschiedlichen Lebens- und Entwicklungsphasen in akuten und dauerhaften* Pflegesituationen ein,
e. *schlagen Pflegeziele vor,* setzen gesicherte Pflegemaßnahmen ein und evaluieren gemeinsam die Wirksamkeit der Pflege,
f. dokumentieren durchgeführte Pflegemaßnahmen und Beobachtungen in der Pflegedokumentation auch unter Zuhilfenahme digitaler Dokumentationssysteme und *beteiligen sich* auf dieser Grundlage *an der Evaluation des Pflegeprozesses,*
g. *integrieren* in ihr Pflegehandeln *lebensweltorientierte Angebote* zur Auseinandersetzung mit und Bewältigung von Pflegebedürftigkeit und ihren Folgen,

h. *reflektieren* den *Einfluss der unterschiedlichen ambulanten und stationären Versorgungskontexte auf* die *Pflegeprozessgestaltung.*

Für die staatliche Prüfung wird der gleiche Bereich I. 1. auf einem höheren Kompetenzniveau wie folgt beschrieben:

2. **Die Pflege von Menschen aller Altersstufen verantwortlich planen, organisieren, gestalten, durchführen, steuern und evaluieren.**

Die Absolventinnen und Absolventen

a. verfügen über ein *breites Verständnis* von spezifischen Theorien und Modellen zur Pflegeprozessplanung und nutzen diese zur Steuerung und Gestaltung von Pflegeprozessen bei Menschen aller Altersstufen,

b. *übernehmen Verantwortung* für die Organisation, Steuerung und Gestaltung des Pflegeprozesses bei Menschen aller Altersstufen,

c. nutzen allgemeine und spezifische Assessmentverfahren *bei Menschen aller Altersstufen* und beschreiben den Pflegebedarf unter Verwendung von pflegediagnostischen Begriffen,

d. schätzen diverse Pflegeanlässe und den Pflegebedarf bei *Menschen aller Altersstufen* auch *in instabilen gesundheitlichen und vulnerablen Lebenssituationen* ein,

e. *handeln die Pflegeprozessgestaltung* mit den zu pflegenden Menschen aller Altersstufen und gegebenenfalls ihren Bezugspersonen *aus*, setzen gesicherte Pflegemaßnahmen ein und evaluieren gemeinsam die Wirksamkeit der Pflege,

f. nutzen analoge und digitale Pflegedokumentationssysteme, um ihre *Pflegeprozessentscheidungen* in der Pflege von Menschen aller Altersstufen *selbstständig* und im Pflegeteam zu *evaluieren*,

g. *entwickeln* mit Menschen aller Altersstufen und ihren Bezugspersonen und dem sozialen Netz *altersentsprechende lebensweltorientierte Angebote* zur Auseinandersetzung mit und Bewältigung von Pflegebedürftigkeit und ihren Folgen,

h. *stimmen die Pflegeprozessgestaltung auf* die *unterschiedlichen* ambulanten und stationären *Versorgungskontexte* ab.

Eine weitere Steigerung im Kompetenzniveau wird für die Prüfung der hochschulisch ausgebildeten Pflegefachfrauen und -männer formuliert. Wir bleiben beim Beispiel des Kompetenzbereichs I.:

I. **Wissenschaftsbasierte Planung, Organisation, Gestaltung, Durchführung, Steuerung und Evaluation auch von hochkomplexen Pflegeprozessen bei Menschen aller Altersstufen.**

Die Absolventinnen und Absolventen

1. *erheben und beurteilen den individuellen Pflegebedarf, potenzielle Risiken und Gesundheitsgefährdungen in komplexen und hochkomplexen akuten und dauerhaften Pflegesituationen* und nutzen spezifische *wissenschaftsorientierte Assessmentverfahren,*

2. übernehmen Verantwortung für die Planung, Organisation, Gestaltung, Durchführung, Steuerung und Evaluation von Pflegeprozessen bei *Menschen mit besonderen gesundheitlichen Problemlagen* unter *Berücksichtigung von wissenschaftlich fundierten Ansätzen der Gesundheitsförderung, Prävention und Kuration,*

3. übernehmen *Verantwortung* für die Planung, Organisation, Gestaltung, Durchführung, Steuerung und Evaluation von Pflegeprozessen *bei Menschen in hochbelasteten und kritischen Lebens- und Pflegesituationen auch bei hochkomplexen Pflegebedarfen, spezifischen Klientengruppen und besonderen Verlaufsdynamiken* wissenschaftsbasiert und fallorientiert,

4. übernehmen die *Organisation und Durchführung von Interventionen in lebensbedrohlichen Krisen- und in Katastrophensituationen* bis zum Eintreffen der Ärztin oder des Arztes,

5. *fördern die Entwicklung und Autonomie der zu pflegenden Menschen* unter Einbeziehung ihrer familialen Kontexte, Lebenslagen und Lebenswelten *auf der Basis eines breiten pflege- und bezugswissenschaftlichen Wissens,*

6. *unterstützen* die zu pflegenden Menschen *bei der Entwicklung von Alltagskompetenzen* und bei der Lebensgestaltung unter *Berücksichtigung eines vertieften pflege- und bezugswissenschaftlichen Wissens,*

7. *analysieren, evaluieren und reflektieren* Pflegeprozesse auf der *Grundlage pflege- und bezugswissenschaftlicher Methoden, Theorien und Forschungsergebnisse.*

Manche der hier kursiv gedruckten Unterschiede in den Formulierungen sind sicher nicht trennscharf voneinander abgegrenzt und in der Umsetzung der Gesetzgebung noch mit Erfahrungswissen (empirisch) zu untermauern. Dennoch wird deutlich, dass hier der Versuch unternommen wurde, ein abgestuftes Kompetenzprofil für Pflegekräfte zu entwickeln. Inwiefern sich das dann auch in unterschiedlichen Stellen und Einsatzmöglichkeiten niederschlägt, wird die Zukunft zeigen. Hier sind auch die Träger von Pflegeeinrichtungen und Krankenhäusern aufgerufen, sich Überlegungen zu einer grundlegenden Erneuerung ihres Personalgefüges zu machen.

Mit der hochschulischen Ausbildung wird auf jeden Fall eine weitere Qualifizierungsperspektive eröffnet, da der Bachelorabschluss anschlussfähig für einen Master im Bereich der Pflege ist. Damit wird neben den der Pflege erstmals gesetzlich vorbehaltenen Tätigkeiten ein weiterer Schritt in Richtung Professionalisierung der Pflege gegangen.

2 Die praktische Pflegeausbildung mit Qualitätsbausteinen neu gestalten

Die Ausführungen zur neuen Pflegeausbildung zeigen, dass die Anforderungen an die Qualität der praktischen Ausbildung im Vergleich mit den bisherigen Ausbildungen zur Alten- bzw. Gesundheits- und (Kinder-)Krankenpflege deutlich angestiegen sind und einen Qualitätssprung bedeuten.

Für viele Krankenhäuser wie auch ambulante Dienste und stationäre Pflegeeinrichtungen ist es angesichts knapper personeller und zeitlicher Ressourcen, aber auch aufgrund einer noch nicht überall auf die neue Pflegeausbildung ausgerichteten berufspädagogischen Qualifizierung der Praxisanleitungen nicht einfach, diese im Teil 1 des Buches beschriebenen neuen Anforderungen zu erfüllen.

Nach der Schilderung zentraler Herausforderungen für ausbildende Pflegeeinrichtungen in diesem Anpassungsprozess stellen wir Ihnen in diesem Teil des Buches zunächst die Gemeinsamkeiten des Qualitätssicherungsprozesses in der Pflege und in der betrieblichen Ausbildung vor, auf denen das QUESAP®-Modell basiert, den PDCA-Zyklus.

Im Anschluss ordnen wir dem PDCA-Zyklus unsere sechs Qualitätsbausteine zu, die Ihnen aufzeigen, wie Sie gute Ausbildungsstrukturen und -prozesse an Ihrem Lernort Praxis implementieren können. Tipps zur Umstellung auf die neue Ausbildung helfen Ihnen, Ihren spezifischen Anpassungsbedarf hinsichtlich der praktischen Ausbildung zu ermitteln, Maßnahmen zur planen und die Reihenfolge der Durchführung zu priorisieren.

2.1 Herausforderungen und Handlungsbedarfe

Einrichtungsleitungen, Qualitätsmanagementbeauftragte und Praxisanleitungen, denen die praktische Ausbildung und deren Verknüpfung mit dem Versorgungsauftrag in ihrem jeweiligen Arbeitsfeld obliegt, stehen vor der Herausforderung, die neue Ausbildung mit den täglichen Abläufen auf der Station, dem Wohnbereich oder der Tour zu koordinieren. Hinzu kommt die Abstimmung der praktischen Ausbildung mit den Lernortpartnern, für die eine geeignete Struktur der Zusammenarbeit geschaffen werden muss.

Die größte Herausforderung liegt in der Neuordnung der Ausbildungsinhalte. Es müssen die in der Ausbildungs- und Prüfungsverordnung beschriebenen Kompetenzen aufgegriffen und ihre Vermittlung für drei Jahre, verschiedene Einsatzorte sowie die einzelnen Auszubildenden mit ihren individuellen Lernbedürfnissen aufbereitet werden. Die Ausbildungsplanung wird zum verbindlichen und zentralen Bestandteil der praktischen Ausbildung und muss in überprüfbarer Form vorliegen.

Künftig müssen mit der hochschulischen Ausbildung auch unterschiedliche Qualifikationsstufen am Lernort Praxis betreut werden. Und das in der Regel von Praxisanleitungen, die selbst nach den vor der Reform gültigen Rechtsvorschriften ausgebildet wurden.

Mit der zunehmenden Digitalisierung, die auch vor der betrieblichen Ausbildung nicht haltmachen wird, entstehen neue methodische Anforderungen, die berücksichtigt werden müssen. Anleitung im klassischen Sinne von Demonstration und Imitationslernen muss durch den Einsatz neuer Lerntechnologien ergänzt werden. Selbstlernprozesse der Auszubildenden gewinnen an Bedeutung und erfordern Begleitung und Strukturierung.

Es gilt berufspädagogische Qualifizierungsangebote zu entwickeln und kontinuierlich in die Fortbildungsplanung der Praxisanleitungen zu integrieren. Die berufspädagogische Qualifizierung und Requalifizierung der Praxisanleitung wird erstmals im Stundenumfang definiert sowie die kontinuierliche Fortbildung festgeschrieben. Beides ist künftig nachzuweisen, Praxisanleitung durch nicht qualifizierte Fachkräfte ist somit nicht mehr zulässig.

Praxisanleitungen müssen über mindestens ein Jahr Berufserfahrung, die im jeweiligen Einsatzbereich erworben worden sein sollte, verfügen. Diese Vorgaben für die Praxisanleitung sind für den Orientierungseinsatz, die Pflichteinsätze und den Vertiefungseinsatz im Verlauf der Ausbildung einzuhalten. Während der weiteren Einsätze der praktischen Ausbildung soll die Praxisanleitung von entsprechend qualifizierten Fachkräften sichergestellt werden (§ 4 Abs. 2 PflAPrV).

Durch die Reform der Ausbildung wird sich der Wettbewerb um Auszubildende verstärken. Eine Ausbildung auf hohem Niveau sichert Ihnen einen Wettbewerbsvorteil, da Ihre Einrichtung den steigenden Qualitätsansprüchen der zukünftigen Auszubildenden begegnen kann. Und wer drei Jahre in der Ausbildung mit Wertschätzung und Engagement an die Bewältigung seiner beruflichen Herausforderungen herangeführt wurde, ist sicher eher geneigt, nach seinem Abschluss dort zu arbeiten, wo die Bedingungen bereits in der Ausbildung gut waren.

Wie kann es Ihnen nun gelingen, die neuen Bedingungen der praktischen Ausbildung so umzusetzen, dass Sie diesen hier nur exemplarisch aufgezählten Herausforderungen gut begegnen können?

Wir wollen Ihnen ein Modell vorstellen, das ursprünglich für die Altenpflegeausbildung entwickelt, erprobt und evaluiert wurde und seit 2013 von vielen Altenpflegeeinrichtungen und zunehmend auch Krankenhäusern für die Qualitätsentwicklung der praktischen Ausbildung genutzt wird. Aufgrund des langen Vorlaufs der Gesetzgebung haben wir bereits bei der Anlage des Modells die zukünftige generalistische Ausbildung mit im Blick gehabt und adaptieren es mit diesem Buch an die jetzt auch gesetzlich verankerten Bedingungen.

2.2 Bildungsmanagement als Lösungsansatz

Orientierung bietet der PDCA-Zyklus oder Deming-Kreis, der auch zur Steuerung von Pflegeprozessen herangezogen und im Bildungsbereich als Qualitätsmanagementinstrument verwendet wird. Damit werden Grundsätze des Qualitätsmanagements für die Gestaltung von Ausbildungsprozessen handlungsleitend.

Dem PDCA-Zyklus, als Instrument für strukturierte kontinuierliche Verbesserungsprozesse, lassen sich sechs Qualitätsbausteine als Möglichkeiten der Gestaltung von praktischen Ausbildungsprozessen zuordnen.

Das so entstandene Modell wurde 2014 als eigenständige Marke für Qualitätsentwicklung und -sicherung in der betrieblichen Ausbildung aller Pflegeberufe – kurz QUESAP® – eingetragen.

Analogie zwischen Ausbildungs- und Pflegeprozess

	Ausbildungsprozess	Pflegeprozess
PLAN	Lernprozesse konzipieren und planen: Ausbildungsverständnis definieren, organisatorische Verankerung, wie Zuständigkeiten und Ressourcen etc. festlegen, Lernziele definieren, Wege zur Zielerreichung anlegen und mit der Arbeitsplanung/dem Dienstplan verschränken, Kooperation mit anderen Lernorten benennen. • Ausbildungskonzept • Ausbildungspläne (betrieblich und individuell)	Pflegeprozesse konzipieren und planen: Pflegeverständnis definieren, pflegerische Ziele definieren, Organisation und Methodik der Pflege und interne wie externe Vernetzung mit anderen Bereichen/Schnittstellen benennen, Angebote beschreiben, Planung und Umsetzung in der Praxis anlegen. • Pflegekonzept • Pflegeplanung
DO	Festlegung von Verfahren, um die Lernziele zu erreichen • Anwendung berufspädagogischer Methoden (z. B. Lernsituationen, geplante Anleitung, Denkaufgaben)	Festlegung von Verfahren, um die Pflegeziele zu erreichen • Anwendung von Pflegemaßnahmen
CHECK	Einschätzen von Lernerfolgen mithilfe von geeigneten Beurteilungsmethoden • Beurteilungsbogen • protokolliertes Reflexionsgespräch	Beurteilung der Wirkung der Pflegemaßnahmen • intern: Pflegevisiten • extern: Prüfung durch Medizinischen Dienst der Krankenkassen
ACT	Betriebsinterne Überprüfung und ggf. Anpassung der Durchführung der praktischen Ausbildung • internes Audit mithilfe des „Qualitäts-Check"	Betriebsinterne Überprüfung der Pflegeprozesse und ggf. Modifizierung von Verfahrensweisen • internes Audit nach den Vorgaben des QM-Systems

Dimensionen des PDCA-Zyklus für Ausbildungs- und Pflegeprozess

QUESAP®-Modell, PDCA-Zyklus und Qualitätsbausteine

Betriebe werden durch die Anwendung des PDCA-Zyklus in die Lage versetzt, ihren Qualitätsentwicklungsprozess im Sinne eines Bildungsmanagements selbst zu steuern, berufspädagogisch fundiert durchzuführen und ihre Ausbildungsarbeit insgesamt zu evaluieren.

Zu den Dimensionen des PDCA-Zyklus' lassen sich Qualitätsbausteine wie folgt zuordnen.

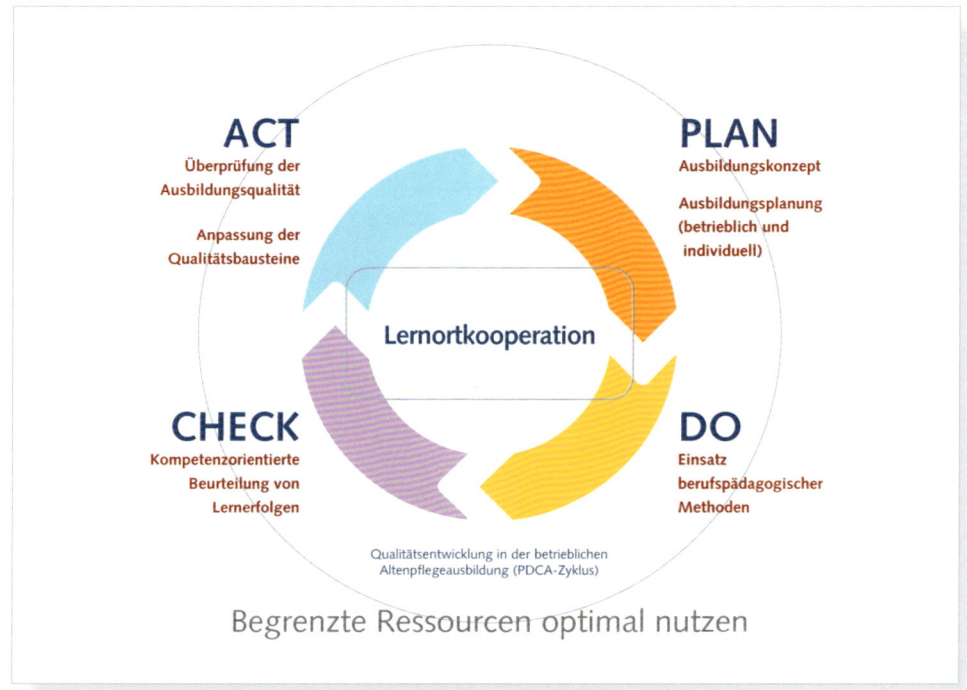

Abb. 4: Qualitätsentwicklung in der praktischen Pflegeausbildung (PDCA Zyklus)

Die hier dargestellten Qualitätsbausteine Ausbildungskonzept, Ausbildungsplanung, berufspädagogische Methoden, Beurteilung von Lernerfolgen, Überprüfung der Ausbildungsqualität und Lernortkooperation setzen die Entwicklung
von Materialien des IGF e.V. aus dem Handbuch „Die praktische Altenpflegeausbildung" (Knoch et al. 2014) fort. Die Arbeitshilfen und Formulare der Qualitätsbausteine konnten im Modellprojekt „QUESAP® – Qualitätsentwicklung in der
Altenpflegeausbildung"[2] vom IGF e.V. in Kooperation mit 24 ambulanten und stationären Pflegeeinrichtungen und sechs Altenpflegeschulen weiter-, bzw. neu entwickelt und mit guten Ergebnissen in der Praxis erprobt werden.

Kompakt und übersichtlich aufbereitet, können die für die einzelnen Qualitätsbausteine entwickelten Formulare und Hinweise auch bei knappen Zeitressourcen
im Arbeitsalltag integriert und in das einrichtungsinterne Qualitätsmanagementsystem einer Pflegeeinrichtung integriert werden. Sie stehen zum Download auf
www.quesap.de bereit.

---

2 Gefördert vom Bundesinstitut für Berufsbildung (BIBB) aus Mitteln des Bundesministeriums für Bildung und Forschung; Laufzeit Nov 2010 bis Nov 2013.

Eine Einbindung in das Qualitätsmanagementsystem der Pflegeeinrichtung trägt dazu bei, dass Ausbildungsstandards verpflichtend verankert und in regelmäßigen Abständen überprüft werden. Dieses Vorgehen hilft, Verbesserungen der Ausbildungsprozesse auch bei einem Ausscheiden von Praxisanleitungen beizubehalten.

Ausbildungs- und Qualitätsverständnis des QUESAP®-Modells

Als Orientierungsrahmen für die praktische Ausbildung kann das folgende Ausbildungsverständnis dienen:

> In der Regelausbildungszeit von drei Jahren erwerben die Auszubildenden mithilfe von Instrumenten der Planung und Gestaltung der Ausbildungsprozesse **berufliche Handlungskompetenz als Ziel der Ausbildung** (vgl. 1.4). Im Ausbildungsprozess wird fortlaufend überprüft, wie weit die berufliche Handlungskompetenz ausgeprägt ist. Die ausbildende Pflegeeinrichtung sollte selbst in regelmäßigen Abständen die Ausbildungsqualität überprüfen.

Leitungskräfte in den Pflegeeinrichtungen sind aufgerufen, den Prozess der Qualitätsentwicklung der Ausbildung zu steuern, Ressourcen dafür bereitzustellen und die Integration in das Qualitätsmanagement zu gewährleisten. Nur die „von oben" getragenen Bemühungen, die den Nutzen einer guten Ausbildung für das gesamte Team herausstellen, werden auch nachhaltig in der Pflegeeinrichtung verankert werden. Der Nutzen ergibt sich aus dem Ziel, die Auszubildenden auf die beruflichen Anforderungen so vorzubereiten, so dass sie sich zu fachlich versierten und zuverlässigen Pflegefachkräften entwickeln. Damit entfallen lange Einarbeitungszeiten nach der Übernahme als Fachkraft und Ausbildungsabbrüche bzw. Betriebswechsel nach erfolgreich abgeschlossener Ausbildung können vermieden werden. Investition in die Ausbildung ist also auch als Maßnahme der Personalentwicklung und Mitarbeiterbindung zu sehen und ist in jedem Fall eine Investition in die Zukunft Ihrer Pflegeeinrichtung.

2.3   Qualitätsbaustein 1: Das Ausbildungskonzept

Die Erstellung des Ausbildungskonzepts ist der wesentliche erste Schritt zur Etablierung einer qualitätsgeleiteten betrieblichen Ausbildung und zur Umsetzung der neuen Strukturen des praktischen Teils der neuen Pflegeausbildung. Alle Berichte von Kunden, Einzelunternehmen wie kleineren und größeren Trägern, zeugen davon, dass bereits die Diskussion um ein Ausbildungskonzept den Stellenwert der

Ausbildung bewusstmacht und das Verständnis für die Bedeutung und Notwendigkeit einer guten Ausbildung im Team fördert.

Die Wertschätzung der Auszubildenden und der Arbeit der Praxisanleitungen steigt an. Ausbildung wird nicht mehr nur als Mehraufwand und notwendiges Übel angesehen, sondern als Personalentwicklungsmaßnahme, die letztlich die eigene Arbeitsbelastung vermindert, da fachlich kompetente und ins Team integrierte Kolleg*innen herangezogen werden. Zukünftig wird es besonders im Vertiefungseinsatz darauf ankommen, die Auszubildenden durch gute Bedingungen an das Unternehmen zu binden und dadurch die Wechselbereitschaft zu vermindern.

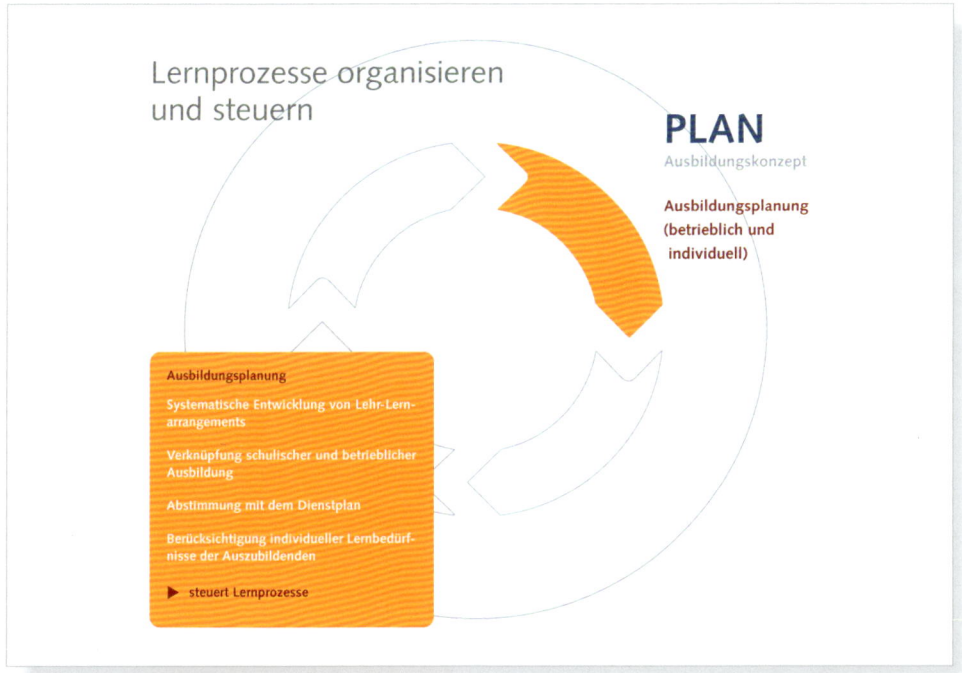

Abb. 5: Das Ausbildungskonzept

Das Ausbildungskonzept bildet auf der betrieblichen Ebene das Fundament der Ausbildung. In ihm sind Ausbildungsverständnis, Ziele, Strukturen, Abläufe und Verantwortlichkeiten definiert. Hier werden die Rahmenbedingungen für die praktische Ausbildung in der Pflegeeinrichtung gesetzt, auf die sich alle an der Ausbildung Beteiligten (Pflegedienstleitungen, Praxisanleitung, Auszubildende und Pflegefachkräfte) berufen können. Es ist eine verlässliche Arbeitsgrundlage und verankert die Ausbildung im Betrieb.

Checkliste für die Erstellung oder Anpassung eines Ausbildungskonzeptes

Die Checkliste unterstützt Sie bei der Erstellung des Ausbildungskonzeptes. Sie bietet 11 Gliederungsbausteine und potenzielle Inhalte für ein Ausbildungskonzept an und steht auf www.quesap.de zum Download zur Verfügung.

Die Inhalte der Checkliste sind als Vorschläge zu verstehen; sie haben sich in der Praxis immer wieder als wesentliche regelungsbedürftige Themen der praktischen Ausbildung herausgestellt und wurden von uns aktualisiert und an die neuen gesetzlichen Anforderungen angepasst.

- -

Ausbildungskonzept neu erstellen oder überarbeiten

Gliederungsbausteine	Inhalte/ Regelungen	Vorhanden	Wo zu finden?	Neu/ überarbeiten	Wer ist verantwortlich?	Termin/ Frist
1. Rechtliche Rahmenbedingungen der Ausbildung	• Pflegeberufegesetz (PflBG)	☐		☐		
	• Ausbildungs- und Prüfungsverordnung für die Pflegeberufe (PlAPrV)	☐		☐		
	• SGB V und XI	☐		☐		
	• Ggf. bundeslandspezifische Regelungen	☐		☐		
2. Ausbildungsverständnis	Ziele der Auszubildenden: • Erwerb der beruflichen Handlungskompetenz	☐		☐		
	Ziele des Betriebes: • Nachwuchssicherung, Schwerpunktsetzung	☐		☐		
	• Ausbildung Bestandteil der strategischen Personalentwicklung	☐		☐		
	• Aufnahme in das Unternehmensleitbild	☐		☐		

Abb. 6: Auszug aus der Checkliste Ausbildungskonzept des IGF e.V.

Herangehensweise bei der Entwicklung eines Ausbildungskonzeptes

Pflegeeinrichtungen, die bereits ausbilden, verfügen in der Regel über eine Reihe von Unterlagen, Formblättern oder anderen Dokumenten, die Einzelheiten der praktischen Ausbildung regeln oder strukturieren. Daher bietet die Checkliste die Möglichkeit anzugeben, was eventuell bereits vorhanden ist und wo es zu finden/bzw. hinterlegt ist, und welche Inhalte neu erstellt oder überarbeitet werden müssen, wer für diesen Prozess verantwortlich ist und bis wann dies geleistet werden soll.

Im Zuge der Umsetzung der neuen gesetzlichen Vorgabe werden einige Pflegeeinrichtungen sich erstmalig mit den Zielen und Rahmenbedingungen für eine strukturierte Ausbildung beschäftigen. Es gibt aber auch viele Pflegeeinrichtungen, die schon über geregelte Strukturen verfügen und ein bereits vorhandenes Konzept überarbeiten können.

Daraus ergeben sich unterschiedliche Herangehensweisen, die im Folgenden beschrieben werden.

Ein Ausbildungskonzept neu erstellen:

Wir empfehlen, einen Arbeitskreis oder Qualitätszirkel zu gründen, in dem neben der für die Setzung von Rahmenbedingungen verantwortlichen Leitungsebene (Heimleitung/Geschäftsführung, Qualitätsmanagementbeauftragte, Pflegedienstleitung) auch die für die direkte Ausbildungstätigkeit vorgesehenen Fachkräfte (Praxisanleitungen) vertreten sind. Machen Sie sich die Mühe und entwickeln Sie eine Zielmatrix für die Umsetzung der neuen Ausbildung und hinterlegen Sie die einzelnen Ziele mit Indikatoren, an denen Sie die Zielerreichung ablesen können. Aus unserer Beratungsarbeit wissen wir, dass diese Zielmatrix, die wir mit unseren Kunden gemeinsam aufbauen, sehr hilfreich ist, um den weiteren Projektverlauf zu strukturieren, und auch, um Erfolge sichtbar zu machen. Diese Zielmatrix bietet eine Übersicht zu allen notwendigen Arbeitsschritten. Auf einer betriebsinternen Informationsveranstaltung können Sie mit ihrer Hilfe beim gesamten Team für das Projekt „Einführung er neuen Pflegeausbildung ab 2020" und die damit verbundenen Schritte werben. Denn es ist unbedingt notwendig, möglichst alle ins Boot zu holen, wenn Ihre interne Pflegeberufereform gelingen soll.

Es gilt die Voraussetzungen, unter denen Ausbildung in der Einrichtung durchgeführt werden soll, neu zu durchdenken. Dazu zählen in erster Linie die Bedingungen für die Praxisanleitung. Sie benötigen künftig ein gesetzlich vorgegebenes Zeitkontingent von 10 % der für die Ausbildung vorgesehenen Zeit für die Anleitung der Auszubildenden. Allein für den Orientierungseinsatz und die Pflichteinsätze mit je 400 Stunden Umfang bedeutet das 40 Stunden pro Auszubildender*den. Zeitkorridore für Planungsaufgaben und für Reflexionsgespräche sowie administrative Aufgaben kommen hinzu und müssen auch im Dienstplan verankert werden.

Zunehmend setzt sich durch, dass die Position einer Ausbildungsbeauftragten oder Ausbildungsverantwortlichen als Stabsstelle geschaffen wird, die sich ausschließlich mit allen planerischen und administrativen Aufgaben befasst, die Anleitungen der Auszubildenden übernimmt (z. T. auch in mehreren Häusern/Wohnbereichen/Stationen eines Trägers), alle Vor-, Zwischen- und Nachgespräche führt und Hauptansprechpartner*in für alle ausbildungsbezogenen Themen innerhalb der Einrichtung des Trägers ist. Das entlastet die Fachkräfte vor Ort, die dennoch in die Betreuung der Auszubildenden in ihrem jeweiligen Verantwortungsbereich zuständig sind. Ein Vorschlag, den wir übrigens bereits 2006 in den Empfehlungen zur Praxisanleitung formuliert haben.

Durch den Einsatz der Checkliste Ausbildungskonzept können die wesentlichen Bereiche der praktischen Ausbildung in der Pflegeeinrichtung besprochen und geregelt werden. Die Arbeitshilfe bietet die Möglichkeit, die Erarbeitung in Modulen voranzubringen und Zuständigkeiten für einzelne Module zu verabreden. Die weitere Bearbeitung kann dann in kleineren Arbeitsgruppen oder durch einzelne Personen erfolgen. Durch die arbeitsteilige Vorgehensweise wird der Arbeitsaufwand für einzelne Mitarbeiter*innen reduziert. Nach Abschluss der Bearbeitungsphase werden die Module zusammengetragen und im Arbeitskreis bzw. Qualitätszirkel besprochen.

Ein vorhandenes Ausbildungskonzept für die neue Pflegeausbildung anpassen:

Zunächst ist es hilfreich, eine Standortbestimmung vorzunehmen: Bringen Sie in Erfahrung, was sich in der bisherigen Ausbildungspraxis bewährt hat und beibehalten werden soll bzw. was verbesserungswürdig ist und was genau mit Blick auf die neugeordnete Ausbildung geändert werden muss. Hierzu müssen Sie sich unbedingt mit den gesetzlichen Rahmenbedingungen vertraut machen (vgl. Teil I dieses Buches). Wichtige Hinweise können Sie ggf. auch von Ihren kooperierenden Pflegeschulen erhalten, da diese sich auch mit der Neuordnung befassen und häufig Informationsveranstaltungen für ihre Kooperationspartner anbieten. Nutzen Sie diese Angebote, um eine fundierte Wissensbasis zu bekommen. Es reicht aus unserer Sicht nicht zu warten, bis die ersten Kolleg*innen die ebenfalls neu zu konzipierende berufspädagogische Qualifizierung erworben haben und dann hoffentlich über das notwendige Hintergrundwissen verfügt. Werden Sie unbedingt bereits jetzt aktiv, auch wenn das neben allen anderen notwendigen Qualitätsverbesserungsmaßnahmen und gesetzlich verpflichtenden Anpassungsleistungen viel von Ihrer Einrichtung verlangt. Aber ohne qualifizierte Pflegefachfrauen und -männer gibt es keine qualifizierte Pflege!

Für eine Standortbestimmung Ihrer Ausbildungsstrukturen und deren Weiterentwicklung können Sie den Qualitätsbaustein „Qualitäts-Check" des QUESAP®-Modells heranziehen. Hier haben wir Kriterien für eine gute Ausbildungspraxis formuliert und mit entsprechenden Leitfragen hinterlegt. Diese Vorgehensweise strukturiert nach Erfahrung vieler unserer Kunden die weitere Vorgehensweise. Stärken und Schwächen werden deutlich und ein Ablaufplan lässt sich erarbeiten, der die am dringendsten zu lösenden Aufgaben priorisiert.

Auf dieser Informationsgrundlage kann unter Einsatz der Checkliste Ausbildungskonzept entschieden werden, welche Bausteine mit welchen Inhalten neu zu erstellen bzw. zu bearbeiten sind. Die Arbeitshilfe bietet die Möglichkeit, zusammenzutragen, welche Materialien ggf. bereits vorhanden sind und wo sie bisher abgelegt wurden bzw. zu finden waren.

Für die möglicherweise notwendige Überarbeitung oder Neuerstellung kann analog der oben beschriebenen Art und Weise vorgegangen werden.

Das Ausbildungskonzept kann selbstverständlich für alle Einrichtungen eines Trägers formuliert werden. Durch klare Regelungen und Strukturen wird Sicherheit für Praxisanleitungen und Auszubildende geschaffen. Das gewährleistet, dass alle Auszubildenden des Unternehmens nach der gleichen Struktur ausgebildet werden. Dazu tragen verbindliche Zielsetzungen und die Festlegung zeitlicher Ressourcen für die Ausbildung ebenso bei, wie die klare Regelung der verschiedenen praktischen Ausbildungseinsätze.

Formulierungsbeispiele

Das Ausbildungsverständnis (Punkt 2 der Checkliste Ausbildungskonzept) verdeutlicht die Motivation und die Grundhaltung der Einrichtung zur Ausbildung sowie ihren Stellenwert im Unternehmen.

Wir haben unseren Auszubildenden gegenüber Verantwortung für ihren zukünftigen Berufsweg übernommen. Ausbildungsarbeit ist für uns Aufgabe des gesamten Pflegeteams. Wir verpflichten uns, die für die Ausbildung erforderlichen personellen und zeitlichen Ressourcen vorzuhalten und erwarten von unseren Auszubildenden, dass sie sich aktiv und eigenverantwortlich in den Ausbildungsprozess einbringen.

Die Zielsetzungen der Ausbildung können neben der Nachwuchssicherung auch klienten- bzw. bewohnerspezifische Aspekte umfassen oder auch den Wissenstransfer von der ausbildenden Schule bzw. Hochschule in die eigene Einrichtung betonen. Die Ziele sind auf jeden Fall unternehmens- bzw. betriebsspezifisch je nach Gegebenheiten zu formulieren.

Unser Haus/Dienst bildet vorrangig aus, um den eigenen Fachkräftenachwuchs zu sichern. Gleichzeitig leisten wir damit einen Beitrag zur qualifizierten Personalsicherung in der Pflegebranche. Wir legen neben dem Erwerb der beruflichen Handlungskompetenz bereits während der Ausbildungszeit ein besonderes Augenmerk auf die weitere Karriereentwicklung, indem wir besonders geeignete Auszubildende gezielt für die spätere Übernahme von Führungspositionen interessieren und dahingehend fördern. Durch unseren Versorgungsschwerpunkt im Bereich der Betreuung demenziell Erkrankter/teilbeatmeter Klienten/… streben wir bereits in der Ausbildung die Entwicklung eines fachspezifisch vertieften Kompetenzerwerbs an. Gleichzeitig fördern wir durch geeignete Maßnahmen, wie teaminterne Kurzvorträge von Auszubildenden, den Transfer von aktuellen pflegefachlichen Entwicklungen in unser Pflegeteam.

Die praktische Ausbildung ist zeitlich und inhaltlich zu strukturieren und mit den strukturellen Gegebenheiten der Einrichtung abzustimmen. Dies kann grundlegend im Ausbildungskonzept festgeschrieben werden (Punkt 5 der Checkliste Ausbildungskonzept). Für detailliertere Ausführungen bietet sich der betriebliche Ausbildungsplan an, der Bestandteil des Ausbildungskonzeptes sein sollte.

In unserem Haus/Dienst durchlaufen die Auszubildenden in den Ausbildungseinsätzen verschiedene Wohnbereiche/Stationen/lernen verschiedene ambulante Leistungsangebote kennen. Im Orientierungseinsatz werden die Auszubildenden mit den Grundlagen des Pflegeberufes in unserer Einrichtung vertraut gemacht. Im Pflichteinsatz stehen die Kompetenzen yz im Fokus, die in unserer Einrichtung in folgenden Bereichen vermittelt werden: … Im Vertiefungseinsatz steht die Vorbereitung auf die staatliche Abschlussprüfung im Vordergrund. Die Auszubildenden werden daher zunehmend selbstständig und eigenverantwortlich die Versorgung/Pflege und Betreuung eigener Bewohner*innen/Klient*innen/Patient*innen übernehmen und alle zu erwerbenden Kompetenzen zum Einsatz bringen. Wenn es aufgrund von unseren Bewohner*innen/ Klient*innen/Patient*innen in unserer Einrichtung nicht möglich ist, die Entwicklung aller in der Ausbildungs- und Prüfungsverordnung beschriebenen Kompetenzen abzudecken, bemühen wir uns, dies in Absprache mit unseren Kooperationspartnern zu ermöglichen.

Eine Standardisierung von Ausbildungsabläufen schafft Transparenz und Sicherheit bezüglich des Ausbildungsprozesses. Dies bezieht sich z. B. auf die Einführung in jeden praktischen Ausbildungsabschnitt oder die Festlegung von Lernzeiten und Gesprächsroutinen.

Unsere Auszubildenden beginnen den praktischen Ausbildungsabschnitt grundsätzlich im Spätdienst und sind mit der Praxisanleitung oder ihrer Vertretung gemeinsam im Dienstplan eingeteilt. Sie werden durch die Wohnbereichs-/Stations-/Schichtleitung in die derzeitige Situation des Wohnbereiches/der Station/der Tour eingearbeitet, der aktuelle Abschnitt des Ausbildungsplans wird mit der verantwortlichen Praxisanleitung besprochen und Lernziele und Aufgaben für die kommende Woche werden im individuellen Ausbildungsplan festgehalten. Hierfür steht pro Auszubildender*dem ein wöchentliches Zeitkontingent von max. X Stunden zur Verfügung.

Das Ausbildungskonzept sollte offiziell durch die Leitungsebene der Pflegeeinrichtung in Kraft gesetzt und in das Qualitätsmanagementsystem der Einrichtung integriert werden. Dies sichert eine regelmäßige Revision des Konzeptes. Es empfiehlt sich, das Konzept nach Inkrafttreten allen Mitarbeiterinnen und Mitarbeitern sowie den Auszubildenden vorzustellen und zugänglich zu machen. Damit wird Transparenz im Team geschaffen und die Akzeptanz für die Ausbildung und den damit verbundenen Personal- und Zeitaufwand erhöht. Eine Möglichkeit ist ein „Tag der Ausbildung" zu Beginn eines neuen Ausbildungsjahres.

Wir gehen davon aus, dass sich aus bisherigen Kooperationspartnern zunehmend Ausbildungsverbünde gründen werden, die zusammen mit einer Pflegeschule und/oder Hochschule die neue Pflegeausbildung umsetzen. Damit werden die Auszubildenden, die zwar nach wie vor beim Träger der Ausbildung angestellt sind, im Verlauf der Ausbildung de facto zu Auszubildenden aller am Verbund beteiligten Partner. Die Koordination der Praxiseinsätze, zum Beispiel in einem Rotationsverfahren, die gemeinsame Entwicklung der betrieblichen Ausbildungsplanung sowie die Übergabe an den Schnittstellen der beteiligten Partner kann im Ausbildungskonzept niedergelegt werden. Wir empfehlen dieses dann zum Bestandteil des Kooperationsvertrages zu machen, der nach § 6 Abs. 4 Pflegeberufegesetz zwischen den ausbildenden Praxisstätten zu schließen ist.

Unsere Kunden berichten, dass gute Strukturen für die praktische Ausbildung auch ein deutliches Plus bei der Anwerbung von Kooperationspartnern ist. Auch aus dieser Perspektive betrachtet lohnt sich also der Aufwand.

2.4 Qualitätsbaustein 2: Die Ausbildungsplanung

Die Steuerung von Ausbildungsprozessen gelingt mithilfe von betrieblichen und individuellen Ausbildungsplänen. Analog der Pflegplanung, die Weichen für die ressourcenorientierte Pflege stellt, hilft der Ausbildungsplan bei der Organisation Ihrer zielgerichteten Fachkräfteausbildung.

Mithilfe der Ausbildungsplanung konkretisieren Sie die in der Ausbildungs- und Prüfungsverordnung (PflAPrV) beschriebenen Kompetenzen, die von Ihren Auszubildenden zur

- Zwischenprüfung bzw.

- staatlichen Abschlussprüfung

erworben sein sollten. Die Zwischenprüfung ermöglicht, die bis dahin festgestellten Kompetenzen auf Bundeslandebene im Rahmen einer Pflegeassistenz- oder -helfer-ausbildung anzuerkennen. Zudem haben die Auszubildenden nach der Zwischen-prüfung die Möglichkeit, ihr Wahlrecht bezogen auf den weiteren Ausbildungsver-lauf in Anspruch zu nehmen (vgl. 1.2). Damit der Ausbildungsträger angesichts der aus der neuen Gesetzgebung resultierenden Vielfalt an Einsatzorten und möglichen Abschlüsse mit ihren je spezifischen Kompetenzprofilen nicht den Überblick ver-liert, ist es unbedingt notwendig, der geforderten Ausbildungsplanung mit Sorg-falt nachzukommen. Die gute Nachricht:

- die Ausbildungspläne können schrittweise erstellt werden,

- einmal erstellt für alle drei Ausbildungsjahre, müssen sie nur noch angepasst werden, wenn sich z. B. am schulischen Lehrplan etwas ändert.

Durch die Abfolge der praktischen Einsätze entstehen de facto Module der Ausbil-dung. Wenn Sie mit Ihren Kooperationspartnern zusammenarbeiten, können Sie die Module der einzelnen Abschnitte arbeitsteilig entwickeln. Damit sparen Sie Res-sourcen. Eine weitere Möglichkeit wäre die Gründung einer Arbeitsgruppe Ausbil-dungsplan mit einer kooperierenden Pflegeschule. Dann könnten die Praxisstätten gemeinsam einen Ausbildungsplan in Abstimmung mit dem Lehrplan der Pflege-schule entwickeln (ebenfalls modular). Dieser Plan wäre dann in der jeweiligen Einrichtung nur noch an die spezifische Gegebenheiten der Versorgungsform an-zupassen. Der Wechsel der Auszubildenden zwischen den verschiedenen Einsatz-orten dürfte dann auch ohne große inhaltliche Reibungsverluste funktionieren.

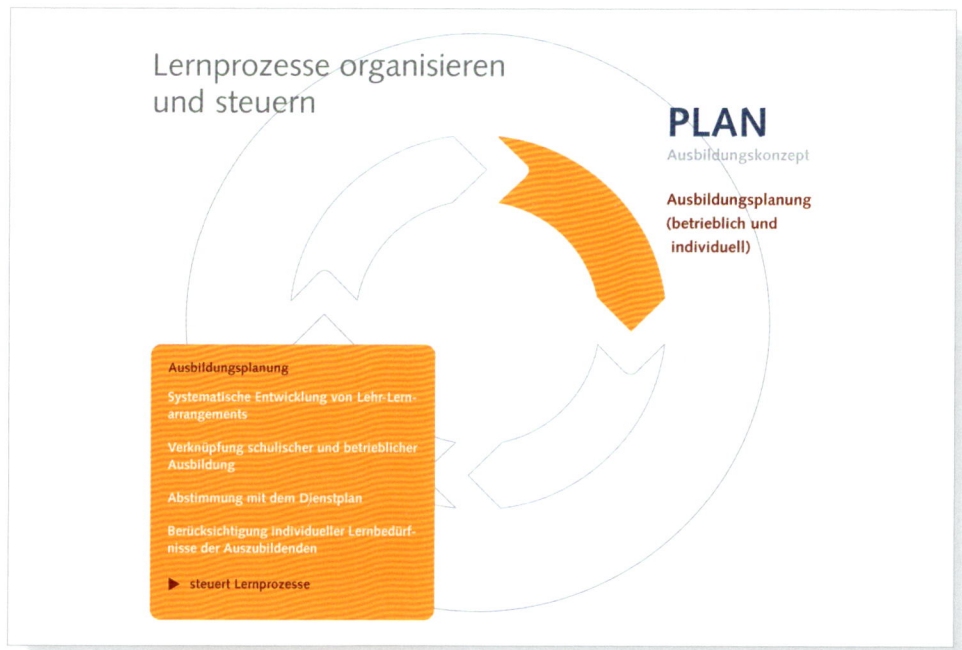

Abb. 7: Die Ausbildungsplanung

Wie bisher in der Altenpflegeausbildung müssen theoretische und praktische Inhalte der Ausbildung aufeinander abgestimmt vermittelt werden.

Im Pflegeberufegesetz heißt es hierzu in § 6 Abs. 3:

> Die praktische Ausbildung wird in den Einrichtungen auf Grundlage eines vom Träger der praktischen Ausbildung zu erstellenden Ausbildungsplans durchgeführt.

Neu ist ab 2020, dass der Träger der praktischen Ausbildung diesen Ausbildungsplan über die gesamte praktische Ausbildung erstellt. Durch Vereinbarungen mit den Kooperationspartnern muss der Träger nach Pflegeberufegesetz § 8 Abs. 3 gewährleisten,

1. dass die vorgeschriebenen Einsätze in den weiteren an der praktischen Ausbildung beteiligten Einrichtungen durchgeführt werden können und
2. die Ausbildung auf der Grundlage des Ausbildungsplans zeitlich und sachlich gegliedert so durchgeführt werden kann, dass das Ausbildungsziel in der vorgesehenen Zeit erreicht werden kann.

Damit wird die Bedeutung des Ausbildungsplans deutlich gestärkt, er wird zum Herzstück der praktischen Ausbildung.

Da es keine verbindlichen gesetzlichen Vorgaben zu Form und Inhalt der Ausbildungsplanung gibt, haben wir bereits für die Altenpflegeausbildung zwei Ebenen der Ausbildungsplanung unterschieden (BMFSFJ 2010):

- Betrieblicher Ausbildungsplan:
Er verknüpft die curricularen Inhalte der Pflegeschule mit den Lernzielen der praktischen Ausbildung.
- Individuelle Ausbildungspläne:
Sie berücksichtigen die Lernprozesse der einzelnen Auszubildenden und ermöglichen eine nach berufspädagogischen Kriterien gestaltete praktische Ausbildung in Abstimmung mit der Dienstplanung.

Abbildung 8 verdeutlicht diesen Zusammenhang.

Während der betriebliche Ausbildungsplan die Lerninhalte, als Kompetenzen formuliert, auf die unterschiedlichen Einsätze (Orientierungs-, Pflicht- und Vertiefungseinsätze) aufteilt, wird in der individuellen Ausbildungsplanung wochenweise festgeschrieben, was die Auszubildenden wo und mit wessen Unterstützung oder in Selbstlernzeit an ausbildungsbezogenen Aufgaben zu erfüllen haben.

Zunächst wenden wir uns der Erstellung eines betrieblichen Ausbildungsplans zu.

Erstellung eines betrieblichen Ausbildungsplans

Informationsquelle für die betriebliche Ausbildungsplanung werden der von der zuständigen Fachkommission erarbeitete Rahmenlehrplan für die praktische Ausbildung sein (vgl. § 53 PflBG) sowie die Curricula der Pflegeschulen. Ggf. werden auch bundeslandspezifische Vorgaben zu berücksichtigen sein. Dies erfahren Sie über die zuständigen Landesministerien.

Damit die Erstellung eines betrieblichen Ausbildungsplans einfacher wird, haben wir auf Basis bestehender Formular für die Altenpflegeausbildung eine Vorlage zur Erstellung von betrieblichen Ausbildungsplänen entwickelt, die auf www.quesap.de zum Download bereitsteht.

In dieser Vorlage wird ausformuliert, **was wann** und **wo** stattfindet und von **wem wie** vermittelt wird. Lernziele (Was) werden in Form von Kompetenzen und bezogen auf schulische Inhalte formuliert und durch die Angabe geeigneter berufspädagogischer Methoden (vgl. 2.5 Qualitätsbaustein Methoden) oder Hinweise zur Umsetzung ergänzt.

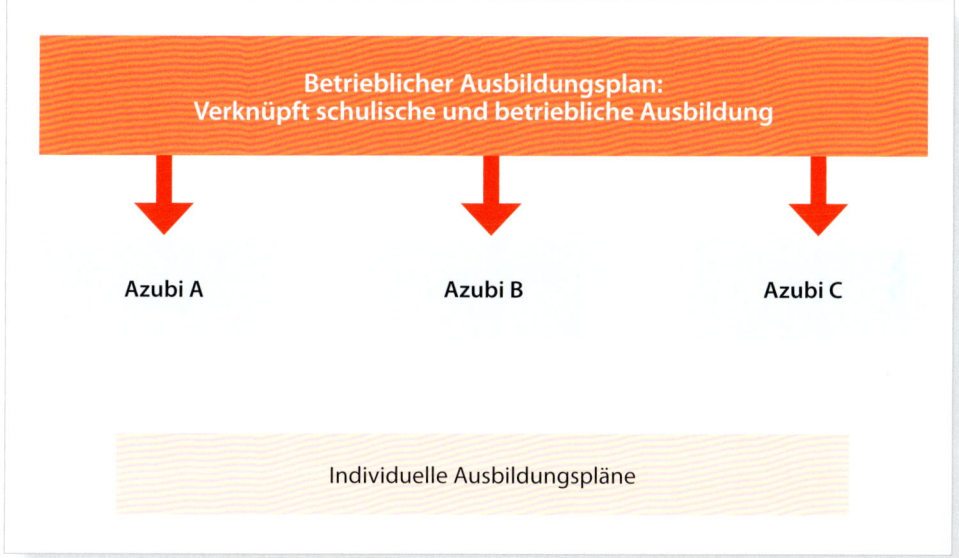

Abb. 8: Ebenen der Ausbildungsplanung

Die Vorlage orientiert sich an W-Fragen, die als Mindestelemente eines betrieblichen Ausbildungsplans gelten können (vgl. BMFSFJ 2014).

Betrieblicher Ausbildungsplan von: _____ **für das Ausbildungsjahr:** _____

(Ausbildungträger eintragen)

Einsatzart: _____
(Orientierungs-/Pflicht-/Vertiefungseinsatz/weiterer Einsatz Zutreffendes eintragen)

Handlungskompetenz der Auszubildenden:
Die oder der Auszubildende kennt den Lernort Praxis mit seinen Besonderheiten und spezifischen Arbeitsfeldern. Die Arbeitsabläufe (Schicht, Tour etc.) sind geläufig, ebenso wie Dienst- und Urlaubsplanung. Die Rolle als Auszubildende*r wird angenommen und reflektiert. Einfache Arbeitsaufträge in Pflegesituationen (z. B. Körperpflege) werden verantwortungsvoll und wertschätzend gegenüber Kundinnen und Kunden ausgeführt. Die Bedeutung und Handhabung des Dokumentationssystems ist bekannt und wird als notwendig respektiert.

Inhalt Lehrplan der Pflegeschule/n		Lernziele der praktischen Ausbildung		
WANN (Zeit)	**WAS** (Inhalte)	**WANN/WO** (Zeit/ Einsatzorte)	**WAS** (zu erwerbende Kompetenzen)	**WIE/WER** (Methodisches Vorgehen und Beteiligte)
Schulblock von ___ bis ___ (z. B. 6 Wochen)		Einsatzart von ___ bis ___ (z. B. 10 Wochen)		

Abb. 9: Ausschnitt Vorlage betrieblicher Ausbildungsplan

Da die Pflegeschulen auch künftig ihre Lernziele und Inhalte an die kooperierenden Praxisstätten weitergeben müssen, bietet die Vorlage die Möglichkeit, die Planung der praktischen Ausbildung mit schulischen Lerninhalten abzustimmen.

Die folgende Abbildung zeigt ein Beispiel für einen betrieblichen Ausbildungsplan:

Betrieblicher Ausbildungsplan von: Sozialstation „Pflegt gut"   für das Ausbildungsjahr: 1

Einsatzart: Orientierungseinsatz

Handlungskompetenz der Auszubildenden:

Die oder der Auszubildende kennt den Lernort Praxis mit seinen Besonderheiten und spezifischen Arbeitsfeldern. Die Arbeitsabläufe (Schicht, Tour etc.) sind geläufig, ebenso wie Dienst- und Urlaubsplanung. Die Rolle als Auszubildende*r wird angenommen und reflektiert. Einfache Arbeitsaufträge in Pflegesituationen (z. B. Körperpflege) werden verantwortungsvoll und wertschätzend gegenüber Kundinnen und Kunden ausgeführt. Die Bedeutung und Handhabung des Dokumentationssystems ist bekannt und wird als notwendig respektiert.

Inhalt Lehrplan der Pflegeschule/n		Lernziele der praktischen Ausbildung		
WANN (Zeit)	**WAS** (Inhalte)	**WANN/WO** (Zeit/ Einsatzorte)	**WAS** (zu erwerbende Kompetenzen)	**WIE/WER** (Methodisches Vorgehen und Beteiligte)
Schulblock 1 von 02.09.2016 bis 27.09.2016 (z. B. 4 Wochen)	Die oder der Auszubildende: <ul><li>kann seine Rolle an den Lernorten Schule und Praxis reflektieren,</li><li>ist mit den Grundlagen der Ausbildung vertraut,</li><li>kennt die unterschiedlichen Versorgungskontexte,</li><li>ist mit grundlegenden Arbeitsabläufen vertraut,</li><li>…</li></ul>	Ausbildungsabschnitt 1 von 30.09.2016 bis 10.10.2016 (z. B. 4 Wochen)	Die oder der Auszubildende: <ul><li>kennt Pflegeteam, Verwaltung und Kunden/innen am Lernort Praxis,</li><li>zeigt wertschätzenden, respektvollen Umgang gegenüber den Klienten und Angehörigen, Kollegen und Vorgesetzten,</li><li>übernimmt Verantwortung für das eigene Handeln und für den Lernprozess,</li><li>kennt die Arbeitsfelder des Lernortes Praxis (z. B. ambulanten Pflege): Trägerstruktur, Organigramm,</li><li>beobachtet und unterstützt die PA bei der Körperpflege der Kunden/innen und kann unter Aufsicht der Fachkraft einzelne Maßnahmen der Körperpflege durchführen,</li><li>…</li></ul>	**Lernsituation** zum Thema: Aufbauorganisation der Einrichtung **Anleitung** zum Thema: Durchführung einer morgendlichen Grundpflege **Themenbezogene Denkaufgaben** durch Team in Arbeitsprozess integrieren **Wöchentliches Reflexionsgespräch** mit Praxisanleitung

Abb. 10: Beispiel betrieblicher Ausbildungsplan

Tipps für die Erstellung eines betrieblichen Ausbildungsplans

Nutzen Sie das, was Sie schon haben.

✓ Sichten Sie, was Sie bisher an Planungsunterlagen und Lernzielen für die drei Ausbildungsjahre schon zusammengetragen haben (Blockthemen der Schule/n, Vorgaben Ihres Bundeslandes etc.).

✓ Legen Sie sich eine Mappe an, in der Sie diese Unterlagen nach Ausbildungsjahren ordnen.

✓ Nehmen Sie sich nun das erste Ausbildungsjahr vor und teilen Sie die Themen und Inhalte den einzelnen Ausbildungsabschnitten innerhalb dieses Jahres zu.

✓ Ergänzen Sie nun noch, was fehlt.

✓ Beachten Sie die Vorgaben für die Einsätze in weiteren Praxisstätten (nach alter und neuer Gesetzgebung).

In Abstimmung auf den betrieblichen Ausbildungsplan können die Wocheneinsatzpläne für die einzelnen Auszubildenden erstellt werden.

Erstellung individueller Ausbildungspläne

Die Arbeitshilfe zur Erstellung individueller Ausbildungspläne ermöglicht es, die Ausbildungsarbeit mit dem Dienstplan der Auszubildenden abzustimmen. Es werden die Zeiten und Aufgaben der praktischen Ausbildung festgelegt.

Individueller Ausbildungsplan für Auszubildende/Auszubildenden:

Einsatzart [____] **: von** [____] **bis** [____] **(z. B. = 4 Wochen)**

Innerhalb des geplanten Pflegedienstes sind folgende Zeiten für Ausbildungsarbeit/ Selbstorganisiertes Lernen/Hospitationen festgelegt:

Zeitplan	Praxisanleitung und Auszubildende/r gemeinsam (Anleitungen, Gespräche)	Selbstgesteuertes Lernen der/des Auszubildenden (Bearbeiten von Lernaufgaben)	Hospitationen etc.	Hinweise zur Umsetzung
1. Woche (z. B. Frühdienst)				
Montag Uhrzeit:				
Dienstag Uhrzeit:				
Mittwoch Uhrzeit:				
Donnerstag Uhrzeit:				
Freitag				

Abb. 11: Ausschnitt Vorlage individueller Ausbildungsplan

Die folgende Abbildung zeigt ein Beispiel für einen individuellen Ausbildungsplan. Dieser bezieht sich auf das Beispiel des betrieblichen Plans aus Abbildung 10:

Individueller Ausbildungsplan für Auszubildende/Auszubildenden: Lieschen Fleißig

Orientierungseinsatz Woche 1: von 29.09.2020 bis 03.10.2020				
Zeitplan	Praxisanleitung und Auszubildende/r gemeinsam	SOL der / des Auszubildenden (SOL= selbstorganisiertes Lernen)	Hospitationen etc.	Hinweise zur Umsetzung
Montag 10:00-10:15	Einführung in die Lernsituation 1 zum Thema: Aufbauorganisation der Einrichtung			
Dienstag 10:00-10:30		Bearbeitung Arbeitsauftrags 1 der Lernsituation 1 (*Arbeitsaufträge werden im Formular Lernsituation ausformuliert, hier nur als Beispiel genannt*):„Beschreiben Sie kurz die verschiedenen Bereiche Ihres Einsatzortes anhand des Organigramms mit Aufgabenschwerpunkten und Schnittstellen."		Benötigte Unterlagen: Arbeitsmaterialien der Schule, Organigramm, Webseite und Prospektmaterial der Einrichtung, Auszug QM Handbuch; Bearbeitung im Lernzimmer
12:00-13:30			Assistenz bei der Pflegedienstleitung	
Mittwoch 10:00-10:30	Einführung in die **Geplanten Anleitung** zum Thema: Teilkörperwaschung am Waschbecken	Auswahl und Information von zwei geeigneten Bewohner*innen für die Geplante Anleitung		Benötigte Unterlagen: Pflegedokumentation
Donnerstag 10:00-11:00	Durchführung Phase 1 der **Geplanten Anleitung**: Teilkörperwaschung am Waschbecken	Vorbereitung der Anleitung: Ausfüllen des Ablaufs im Formular zur Anleitung		Benötigte Unterlagen: Arbeitsmaterialien der Schule

Abb. 12: Ausschnitt aus Beispiel individueller Ausbildungsplan

2 Die praktische Pflegeausbildung mit Qualitätsbausteinen neu gestalten

Die Angaben aus den Spalten: WANN, WIE und WER aus dem übergreifenden betrieblichen Ausbildungsplan werden für die einzelnen Auszubildenden konkretisiert.

Die beiden Formulare wurden erstmals für das Handbuchs „Die praktische Altenpflegeausbildung – Ein Handbuch des Servicenetzwerkes Altenpflegeausbildung für ambulante und stationäre Pflegeeinrichtungen" (BMFSFJ 2014) entwickelt und hier für die neue Pflegeausbildung adaptiert. Die beiden Umsetzungsbeispiele wurden für dieses Handbuch neu erarbeitet.

2.5   Qualitätsbaustein 3: Die Ausbildungsmethoden

Das Ziel der Pflegeausbildung ist der Erwerb beruflicher Handlungskompetenz in den Berufsfeldern der Pflege.

Unter Kompetenz verstehen wir „… die Fähigkeit und **Bereitschaft** des Einzelnen, **Kenntnisse** und **Fertigkeiten** sowie **persönliche, soziale** und **methodische Fähigkeiten** zu nutzen und **sich durchdacht** sowie **individuell** und **sozial verantwortlich** zu **verhalten**. Kompetenz wird in diesem Sinn als Handlungskompetenz verstanden."
(Arbeitskreis Deutscher Qualifikationsrahmen für lebenslanges Lernen, 2011)

Berufliche Handlungskompetenz beschreibt die **Fähigkeit** und **Bereitschaft** des Menschen, **in beruflichen Situationen sach-** und **fachgerecht, persönlich durchdacht** und **in** gesellschaftlicher **Verantwortung** zu **handeln**, d. h. anstehende **Probleme zielorientiert** auf der Basis von Wissen, Erfahrungen und Einstellungen sowie durch eigene Ideen **selbständig** zu **lösen**, die gefundenen **Lösungen** zu **bewerten** und zugleich die **eigene Handlungsfähigkeit** weiter zu **entwickeln**.
(Comenius-Institut 1997)

Hilfreich für die schrittweise Heranführung der Auszubildenden an das selbstständige Arbeiten als Pflegefachkraft sind neben der organisatorischen und inhaltlichen Planung die berufspädagogisch fundierte Gestaltung von Lehr- und Lernsituationen. Mithilfe geeigneter Methoden wird ein umfassender Kompetenzerwerb der Auszubildenden durch bewusstes und reflektiertes Beobachten, Erleben von bzw. Handeln in Arbeitsprozessen ermöglicht. Die zielorientierte, fachkompetente und für den Auszubildenden individuell passende und verständliche praktische Ausbildung gehört zum Verantwortungsbereich der Praxisanleitung. Sie muss die Lerninhalte aus dem beruflichen Alltag herausarbeiten und die Auszubildenden durch Arbeitsaufträge dabei unterstützen, sich diese Lerninhalte anzueignen.

Die didaktische und methodische Aufbereitung von Arbeitsprozessen für den Erwerb der beruflichen Kompetenzen, wie sie in der Anlage 2 der Ausbildungs- und Prüfungsverordnung (PflAPrV) beschrieben sind, sollte in den Weiterbildungsangeboten für Praxisanleitungen vermittelt werden. Ausbildung darf sich methodisch nicht nur auf Demonstration und Imitation sowie deren Reflexion beschränken. Es gilt Wege und Lernstrategien anzubahnen, die es den Auszubildenden auch nach erfolgreichem Abschluss ermöglichen, sich neues Wissen zu erschließen und in Handlungsroutinen zu überführen. Dazu müssen Möglichketen des Transferlernens geschaffen werden. Grundlegend werden die Lernprozesse am Prinzip des exemplarischen Lernens orientiert.

Lernangebote sollten so gestaltet und strukturiert werden, dass:

- sie Auszubildende ernst nehmen, ihre Lebenserfahrungen und Lerninteressen berücksichtigen und an Vorwissen und Voreinstellungen anknüpfen (Subjektorientierung).

- der Problemgehalt erkennbar werden kann (Problemorientierung).

- die Lernenden vielfältige Gelegenheiten zu einem aktiv-handelnden Umgang erhalten (Handlungsorientierung).

- das angebotene Wissen und der methodische Umgang mit diesem an den jeweiligen Bezugswissenschaften orientiert sind, was besonders bei der Ausbildung Studierender von Bedeutung ist (Wissenschaftsorientierung).

- an konkreten Einzelbeispielen verallgemeinerbare Erkenntnisse gewonnen werden können (Exemplarik).

Das Exemplarische ist ein Erkenntnisprinzip (Aha-Effekt) und mehr als ein Lernen an Beispielen. Es ist zu verstehen als eine gründliche, strukturierende Auseinandersetzung mit einem typischen Beispiel. Durch eine gezielte Analyse dieses Beispiels können Wissen und Erkenntnisse erworben und dann auf eine Vielzahl anderer ähnlicher Fälle transferiert werden.

Didaktische Prinzipien liefern die Grundlage, um aus den im Ausbildungsplan formulierten Handlungskompetenzen konkrete Lernangebote in der Ausbildung zu formulieren.

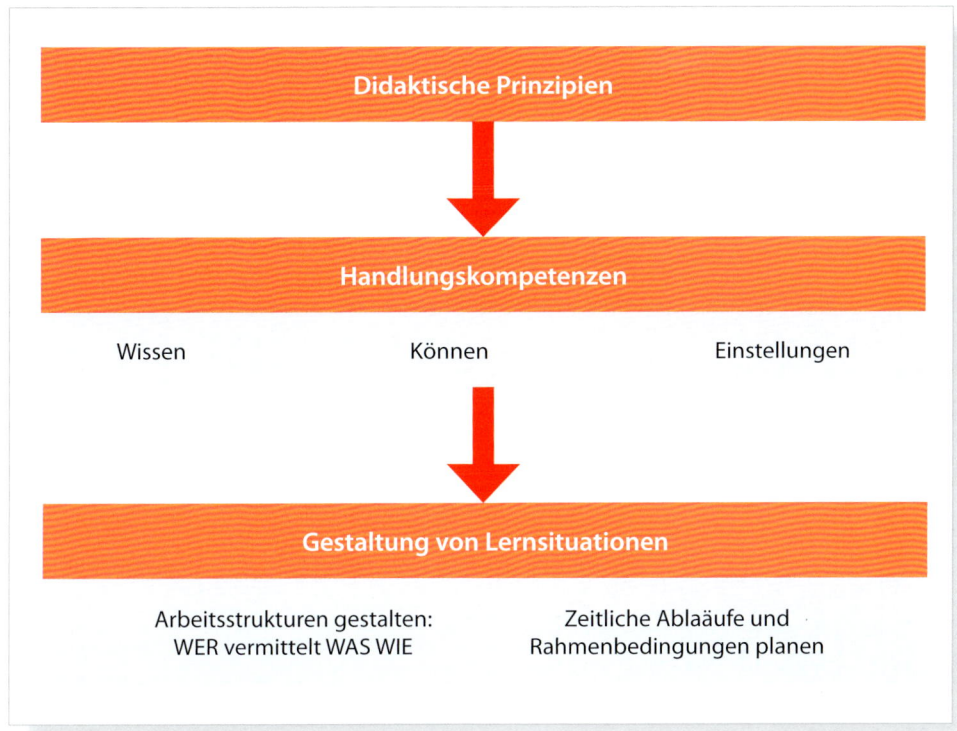

Abb. 13: Konzeption und Gestaltung von Lernangeboten

Die Entwicklung von Kompetenzen erfordert problemorientiertes und -erfahrungs-
orientiertes Lernen, damit selbstgesteuerte und eigenverantwortliche Lernprozesse gefördert und durch teamorientierte Bearbeitungsmöglichkeiten gleichzeitig vernetztes Denken und kooperatives Lernen geschult wird. Zentrale Anliegen
sind die Weiterentwicklung von personenbezogenen Fähigkeiten und Metafähig-
keiten wie Mündigkeit, Entscheidungsfähigkeit, Problemlösefähigkeit, Reflexions-
fähigkeit und Kreativität.

Ausbildungsmethoden und deren Lerngehalt bahnen den reflektierten Kompetenzerwerb der Auszubildenden an.

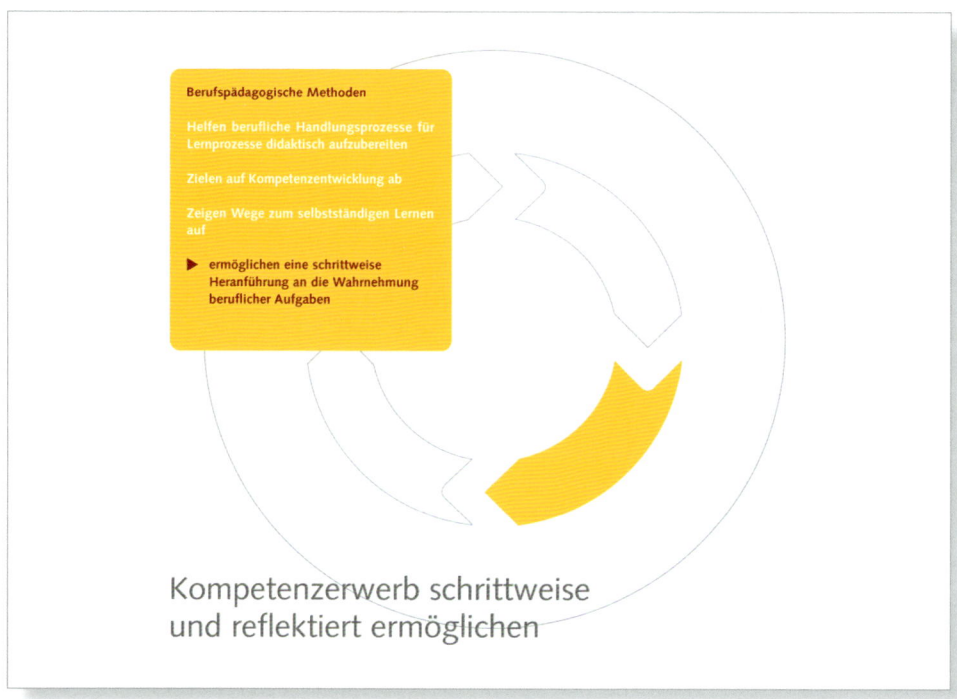

Abb. 14: Die Ausbildungsmethoden

Lernsituationen bieten sich als **Rahmenkonzept** an, dieses Bildungsverständnis methodisch umzusetzen und ausgehend von konkreten Arbeitssituationen **Kompetenzen zu erwerben, die in** den **Berufsalltag integrierbar sind**. Sie ermöglichen den Auszubildenden einen umfassenden Kompetenzerwerb durch bewusstes und reflektiertes Beobachten, Erleben von bzw. Handeln in konkreten Arbeitsprozessen.

Abgeleitet aus der **Beschreibung einer typischen Handlungssituation** wird die methodische Ausgestaltung der Lernsituation festgelegt und es werden **konkrete Aufgabestellungen** formuliert. Ziel hierbei ist es, dass die Auszubildenden bei der Bearbeitung dieser Arbeits- und Handlungsaufträge schrittweise an den Erwerb der im Ausbildungsplan beschriebenen beruflichen Kompetenzen herangeführt werden, abgestimmt auf das jeweils angestrebte Qualifikationsniveau.

Im Rahmen der Aufgabenstellung können Schwerpunkte gesetzt und Variationen entwickelt werden, um gezielt den Erwerb von Kompetenzen zu fördern, bei denen die Auszubildenden noch Lücken oder Übungsbedarf haben. **Ein und dieselben Lernsituation kann** über längere Praxissequenzen **mit im Schweregrad ansteigenden Aufgabenstellungen eingesetzt werden**. Damit können ausgehend von einer exemplarischen typischen beruflichen Ausgangssituation je nach angestrebtem Abschluss passende Arbeitsaufträge formuliert werden, um Lernprozesse zu initiieren.

In die Aufgabenstellungen kann eine Fülle von Lehr- und Lernmethoden eingebunden werden. Dennoch bleibt immer der Bezug zur Berufspraxis bestehen. Mithilfe dieser Lernsituationen können die oben beschriebenen didaktischen Prinzipien umgesetzt werden.

Lernsituationen selbst erstellen

Beim Erstellen von Lernsituation geht man von konkreten Handlungssituationen aus der Berufspraxis aus. Diese werden beschrieben und mit Arbeitsaufträgen hinterlegt. Durch die Bearbeitung von Lernsituationen gelingt es den Auszubildenden:

- ihr aktuelles Fachwissen einzusetzen und aufzufrischen,
- Lösungsmöglichkeiten (im Sinne einer vollständigen Handlung) zu erarbeiten,
- begründete Entscheidungen für eine Handlungsmöglichkeit in den ausgewählten Situationen zu treffen,
- diese Handlungsmöglichkeit professionell (an Person und Situation angepasst) durchzuführen und
- ihr berufliches Handeln bewusst wahrzunehmen und zu reflektieren.

Für jeden praktischen Einsatz werden je nach dessen Stundenumfang und der beschriebenen Kompetenzen im Ausbildungsplan etwa ein bis maximal drei Lernsituationen benötigt. Die Erstellung einer Lernsituation erfordert je nach Umfang und Routine der Praxisanleitung einen Zeitaufwand von ein bis drei Arbeitsstunden. In Orientierung an der betrieblichen Ausbildungsplanung werden die Themen ausgewählt. So entsteht über den Verlauf eines Ausbildungsganges ein Pool von Lernsituationen, der natürlich auch in folgenden Ausbildungsjahrgängen dauerhaft und ohne zusätzlichen Zeitaufwand verwendet werden kann. Dieser Pool sollte regelmäßig auf Aktualität des Fachwissens hin überprüft werden. Die Entwicklung von Lernsituationen kann, wie auch die Ausbildungsplanung, kooperativ vorgenommen werden. Teilt man sich nach einer gemeinsamen Abstimmung über das Formular und die Vorgehensweise die Themen auf, reduziert sich der Aufwand für den einzelnen Betrieb deutlich.

Erfahrungsgemäß fällt es Praxisanleitungen, die erstmals eine komplexe Lernsituation entwickeln, schwer, diese systematisch zu planen, didaktisch-methodische Überlegungen mit einzubeziehen und diese zu verschriftlichen.

Wie bereits bei der Ausbildungsplanung empfiehlt sich auch bei der Entwicklung von Lernsituationen ein schrittweises Vorgehen, das nachfolgend in Anlehnung an die Beschreibung im Ausbildungshandbuch für ambulante und stationäre Altenpflegeeinrichtungen (vgl. BMFSFJ 2014) beschrieben wird.

Lernsituation zum Thema:	
Formulieren einer beruflichen Handlungssituation	
Pflegefachliche Inhalte/ Lernfeld	
Formulierung beruflicher Kompetenzen	
Handlungsaufträge/ Aufgabenstellungen	
Reflexion/ Evaluation durch Auszubildende	

Abb. 15: Planungsdokument für Lernsituationen

Die Ausarbeitung einer Lernsituation umfasst vier Schritte:

1. Schritt: Formulieren einer beruflichen Handlungssituation

Hier wird eine typische Situation aus dem beruflichen Alltag beschrieben. Die Themen ergeben sich aus der Ausbildungsplanung in Abstimmung mit dem theoretischen Unterricht. Beispiele sind Themen wie Aspiration, Bewegungseinschränkung, Schmerz, Umgang mit Menschen mit demenzieller Erkrankung, Ernährung.

Es ist wichtig, dass ganz reale Situationen aus der Praxis und keine abstrakten Pflegeprobleme, Krankheitsbilder oder Falldarstellungen beschrieben werden. Eine typische berufliche Situation ist der exemplarische Ausgangspunkt für die Planung und Gestaltung eines umfassenden Lernprozesses innerhalb der realen beruflichen Praxis. Je allgemeiner die Rahmenbedingungen (z. B. Versorgungsform) bleiben, desto besser kann die Lernsituation an verschiedenen Einsatzorten verwendet werden.

Wichtig ist auch, dass die geschilderte Beispielsituation zum Handeln auffordert, um eine für alle Beteiligten zufriedenstellende Lösung oder Umgangsweise mit der Thematik zu erreichen.

Beispiel für die Formulierung einer Handlungssituation zu den Themenbereichen Schmerz und Dekubitus:

Während des Frühdienstes kommt die Patientin Fr. Beta auf einer Transportliege auf die Station.

Die zuständige Pflegefachkraft Fr. Huber begrüßt die Patientin und begleitet sie gemeinsam mit dem Fahrdienst in ihr Zimmer.

Schon auf dem Weg dorthin fällt der Pflegekraft Fr. Huber auf, dass Fr. Beta leise, aber anhaltend jammert: „Mein Bein, mein Bein, aua, mein Bein!" Sie liegt mit kreidebleichem, schmerzverzerrtem Gesicht starr und verkrampft auf der Liege und blickt verwirrt zur Pflegefachkraft Fr. Huber und fragt: „Wo bin ich denn nur, wo ist mein Mann? Ich hab' doch solche Schmerzen!"

Bei der Umbettung fällt der Pflegefachkraft Fr. Huber auf, dass Frau Beta stark gerötete Stellen an beiden Fersen aufweist.

2. Schritt: Herausarbeiten von fachlichen Inhalten und Zuordnung der Lerninhalte zu den Kompetenzen des betrieblichen Ausbildungsplans
Hierzu ist eine didaktische Analyse der beruflichen Situation notwendig. Es geht in diesem Arbeitsschritt darum:

- abstrakte fachliche Inhalte herauszuarbeiten,

- diese Inhalte mit den Kompetenzen des Ausbildungsplans (in Anlehnung an die in der Ausbildungs- und Prüfungsverordnung nach Qualifikationsniveau und Abschlussart beschriebenen Kompetenzen) abzugleichen,

- dadurch eine Verbindung zwischen theoretischer und praktischer Ausbildung zu schaffen und

- die herausgearbeiteten fachlichen Inhalte dem Ausbildungsstand entsprechend zu unterteilen.

Wenn möglich sollte die Auswahl der Situation und ihre fachlichen Inhalte auf die im Vorfeld vermittelten theoretischen Unterrichtsinhalte aus der Pflegeschule abgestimmt werden. An dieser Stelle können aber auch inhaltliche Schwerpunkte gesetzt werden. Dadurch kann eine einmal geschilderte berufliche Situation auch über den gesamten Ausbildungsverlauf hinweg bzw. je nach Anforderungsniveau und Ausbildungsstand der Auszubildenden genutzt werden.

Für den Einsatz der Lernsituation in einer Einrichtung der stationären Langzeitpflege könnte die Ausformulierung dieses 2. Schrittes so aussehen:

- Pflegesituation erkennen, erfassen und bewerten
- Hautzustand beobachten und beurteilen
- Interventionsmöglichkeiten nutzen, wie z.B.:
  - Lagern
  - Biografiearbeit
  - Raum und Zeit gestalten
- Mitgestaltungsmöglichkeiten anbieten (nichtmedikamentöse Schmerztherapie)
- Anleiten, beraten und Gespräche führen

3. Schritt: Formulierung von beruflichen Kompetenzen (Lernziele)

Der dritte Schritt gilt der Ermittlung von beruflichen Kompetenzen, die vorhanden sein bzw. erworben werden müssen, um mit der beschriebenen Situation professionell umgehen zu können. Es ist hilfreich, wenn sich die Praxisanleitung folgende Frage stellt: Welche beruflichen Kompetenzen braucht eine Fachkraft für die professionelle Bewältigung der beschriebenen Situation?

Die Kompetenzformulierungen können die Dimensionen Fach-, Methoden-, Sozialkompetenz berücksichtigen. Sie sind maßgeblich für den Erwerb einer umfassenden beruflichen Handlungskompetenz und können daher auch als Lernziele verstanden werden.

Die oder der Auszubildende
- nimmt wahr, dass Bewegungseinschränkungen durch Schmerzen ein zentraler Faktor für die Entstehung eines Dekubitus sind.
- erkennt, dass Druckstellen aufgrund von mangelnder Bewegungen starke Schmerzen verursachen.
- nimmt die vorliegende Pflegesituation wahr, reagiert empathisch auf Schmerzäußerungen.
- erfasst anhand der hausüblichen Skalen die Schmerzsituation (Lokalisation, Intensität, …) und wendet die ärztlich verordneten und pflegerischen Maßnahmen fachgerecht an.
- kennt Maßnahmen der Dekubitusprophylaxe und wendet diese an.

- ist mit pflegerischen Ansätzen, die auf eine Verbesserung der Kommunikation mit Demenzerkrankten abzielen, vertraut und setzt entsprechende entlastende Kommunikationstechniken ein.

4. Schritt: Entwicklung von Handlungsaufträgen/Aufgabenstellungen (Lernprozess)

In diesem Schritt werden die Arbeits- und Handlungsaufträge für die Auszubildenden formuliert. Wichtig ist, dass Auszubildende bei der Bearbeitung dieser Arbeits- und Handlungsaufträge schrittweise die in Punkt drei beschriebenen beruflichen Kompetenzen erwerben können, abgestimmt auf ihren Ausbildungsstand:

- Informieren Sie sich über die Ursachen und Faktoren der Dekubitus-Entstehung.
- Studieren Sie den Expertenstandard zum Thema Dekubitusprophylaxe.
- Analysieren Sie, wie der hausübliche Standard zur Dekubitusprophylaxe auf der Station/in der häuslichen Versorgung umgesetzt wird. Recherchieren Sie hierzu in der Pflegedokumentation von 1 oder mehreren Pflegebedürftigen.
- Erarbeiten Sie auf Basis Ihrer Analyse Vorschläge für spezifische Prophylaxemaßnahmen für diese pflegebedürftige(n) Person(en).
- Besprechen Sie die Ergebnisse Ihrer Analyse und die konkreten geplanten Maßnahmen mit Ihrer Praxisanleitung/Stationsleitung.
- Unterstützen Sie einen oder mehrere Pflegebedürftige beim Bewegen im Bett und führen Sie, unter Berücksichtigung der Schmerzsituation, eine druckverteilende Positionierung durch.

Die Bearbeitung der Arbeitsaufträge durch die Auszubildenden kann mithilfe des individuellen Ausbildungsplans (Wochenplan) effektiv in den täglichen Arbeitsablauf eingebunden werden. Die Arbeitsaufträge werden also nicht isoliert neben der eigentlichen beruflichen Tätigkeit erledigt. Vielmehr ist beabsichtigt, dass ein Teil der im Arbeitsalltag anfallenden beruflichen Tätigkeiten als Arbeitsauftrag einer Lernsituation zu erledigen ist.

Abschluss der Lernsituation: Reflexion und Evaluation durch Auszubildende

(Lernerfolg)

Eine Selbstreflexion sollte den Abschluss der Arbeitsaufträge aus der Lernsituation bilden, damit das berufliche Handeln gezielt wahrgenommen und reflektiert werden kann. Werden Lücken deutlich, ist eine entsprechende Anpassung der individuellen Ausbildungsplanung erforderlich, um den Kompetenzerwerb zu stabilisieren. Das kann beispielsweise bedeuten, dass noch mal eine Anleitung durch die Praxisanleitung zur druckverteilenden Positionierung durchgeführt werden sollte.

Reflektieren Sie Ihren Lernprozess bei der Bearbeitung dieser Lernsituation:

- Beurteilen Sie Ihren Zuwachs an beruflicher Handlungskompetenz hinsichtlich Ihrer persönlichen Stärken und Schwächen, die sich bei der Bearbeitung der Handlungsaufträge gezeigt haben!
- In welchen Punkten sehen Sie Lernbedarfe bezüglich Ihrer beruflichen Handlungskompetenz? Notieren Sie diese in Ihrem Lerntagebuch für die Anpassung Ihres Ausbildungsplans.

Um einzelne Fähigkeiten und Fertigkeiten zu erlernen, eigenen sich Anleitungen durch Praxisanleitungen, die mit der Bearbeitung von Lernsituationen verschränkt werden können (vgl. Beispiel individueller Ausbildungsplan in Abbildung 12).

Geplante Anleitungen

Geplante Anleitungen ermöglichen das Kennenlernen, Ausprobieren und gezielte Einüben von ausgewählten pflegerischen Tätigkeiten und Handlungsabläufen (wie beispielsweise eines Verbandwechsels oder einer Lagerung im Bett). Der Einsatz der Geplanten Anleitung eignet sich besonders dann, wenn Handlungen sehr komplex oder schwierig durchzuführen sind. Die Praxisanleitung kann auf diese Methoden aber auch dann zurückgreifen, wenn Auszubildende lediglich bei einzelnen Teilschritten einer Maßnahme Probleme haben.

Wir stellen eine Vorlage, die sich für eine standardisierte Entwicklung von Anleitungssituationen eignet, und Beispiele auf www.quesap.de zur Verfügung. Die Vorlage wird wie die Ausbildungsplanung durch W-Fragen strukturiert:

Was? Benennung des Themas der Geplanten Anleitung	
Wer? Benennung der Beteiligten (Auszubildende/r; Praxisanleitung)	
Wo/ Wann/ Wie oft? Angabe von Ort/ Zeit/ Häufigkeit	
Weshalb? Formulierung des Lernziels (Kompetenzen)	
Wie? Formulierung der methodischen Vorgehensweise	
Womit? Benennung notwendiger/ vorgese- hener Hilfsmittel	
Woran ist die Zielerreichung erkennbar? Formulierung Beurteilungskriterien	

Abb. 16: Ausschnitt Vorlage: Geplante Anleitung

Es ist wichtig, dass die mit einer Geplanten Anleitung demonstrierte und einge-
übte Thematik in einem Nachgespräch von der Praxisanleitung wieder in den Ge-
samtkontext der Pflege eingeordnet wird. Nur dann können Auszubildende auch
zukünftig selbstständig begründete Entscheidungen hinsichtlich der Notwendigkeit der pflegerischen Intervention treffen.

2.6   Qualitätsbaustein 4: Die Beurteilung

Die staatliche Prüfung am Ende der Ausbildung zeigt, ob das Ziel der Ausbildung –
der Erwerb der beruflichen Handlungskompetenz – erreicht worden ist. Auf dem
Weg zu diesem Ziel ist es notwendig, die erreichten Lernerfolge fortlaufend zu beurteilen, um den Ausbildungsprozess erfolgreich steuern zu können. Dies ermöglicht, Auszubildende ganz gezielt zu fördern und auch zu fordern.

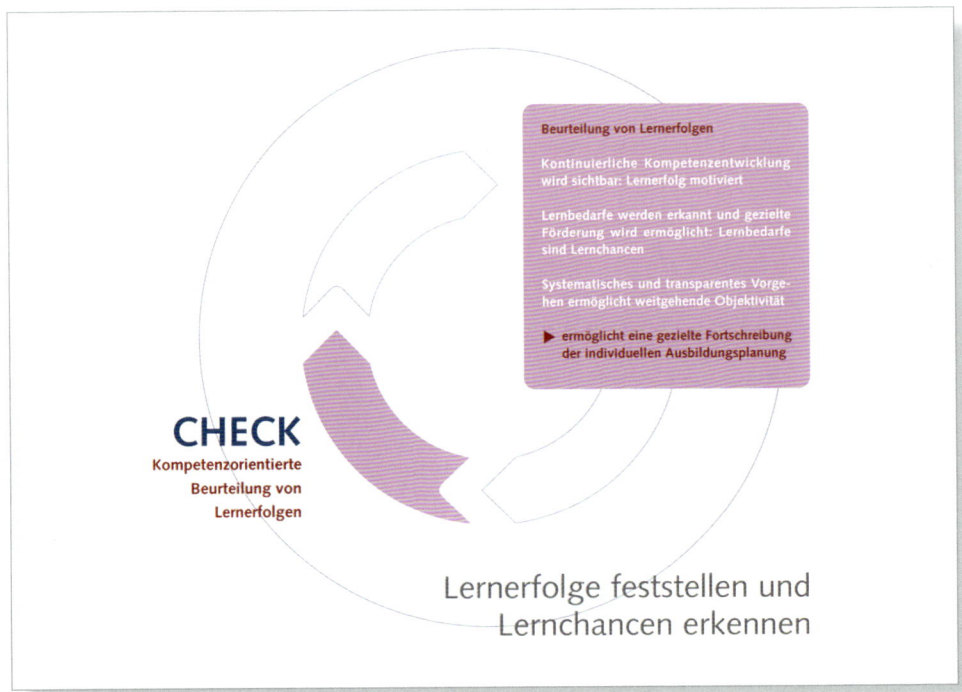

Abb. 17: Die Beurteilung

Werden durch die Beurteilung Lernbedarfe erkannt, kann die individuelle Ausbildungsplanung angepasst und über den Einsatz von passenden berufspädagogischen Methoden entschieden werden, um Ausbildungslücken zu schließen.

Gleichzeitig ermöglicht eine fortlaufende Beurteilung von Lernerfolgen im Verlauf der praktischen Ausbildung die in der Ausbildungs- und Prüfungsverordnung in §6 festgelegte Leistungseinschätzung am Ende eines jeden praktischen Einsatzes.

Jede an der Ausbildung beteiligte Einrichtung erstellt eine qualifizierte Leistungseinschätzung über den bei ihr durchgeführten praktischen Einsatz unter Ausweisung von Fehlzeiten nach §1 Absatz 4. Ist ein Praxiseinsatz am Ende eines Ausbildungsjahres nicht beendet, erfolgt die Berücksichtigung im nächsten Ausbildungsjahr. Die Leistungseinschätzung ist der Auszubildenden oder dem Auszubildenden bei Beendigung des Einsatzes bekannt zu machen und zu erläutern.

Die Mitwirkung der Praxisanleitungen bei der staatlichen Abschlussprüfung ist in § 10 Abs. 1 Nr. 4 der Ausbildungs- und Prüfungsverordnung wie folgt festgelegt:

An jeder Pflegeschule wird ein Prüfungsausschuss gebildet. Er besteht mindestens aus folgenden Mitgliedern:

1. einer Vertreterin oder einem Vertreter der zuständigen Behörde oder einer von der zuständigen Behörde mit der Wahrnehmung dieser Aufgabe betrauten geeigneten Person,
2. der Schulleiterin, dem Schulleiter oder einem für die Pflegeausbildung zuständigen Mitglied der Schulleitung,
3. mindestens zwei Fachprüferinnen oder Fachprüfern, die an der Pflegeschule unterrichten, und
4. einer oder mehreren **Fachprüferinnen oder Fachprüfern**, die zum Zeitpunkt der Prüfung als **praxisanleitende Personen** nach § 4 Absatz 1 tätig sind und die Voraussetzungen nach § 4 Absatz 2 Satz 1 erfüllen und **von denen mindestens eine Person in der Einrichtung tätig ist**, in der der **Vertiefungseinsatz** durchgeführt wurde.

Eine Beurteilung von Lernerfolgen durch die Praxisanleitung während des Verlaufs der praktischen Ausbildung gewährleistet den Austausch über den Lernstand der Auszubildenden durch die Praxisstätten und Pflegeschule. Die Ausbildungs- und Prüfungsverordnung löst damit eine Forderung u. a. aus den Projekten des IGF e. V. zur Altenpflegeausbildung ein und setzt auch bei diesem Thema einen Qualitätsstandard fest.

Mithilfe der kompetenzorientierten Beurteilung von Lernerfolgen können Rückschlüsse auf den erfolgreichen Erwerb der beruflichen Handlungskompetenz, das Ziel der Ausbildung, gezogen werden (vgl. BMFSFJ 2014).

Berufliche Handlungskompetenz ist ein komplexes Konstrukt, sie ist aber nicht direkt beobacht- und überprüfbar; nur die gezielte Beobachtung von Handlungen selbst erlaubt es Rückschlüsse auf das Vorhandensein beruflicher Kompetenzen zu ziehen.

Die Beurteilung von Lernerfolgen kann in zwei Schritten erfolgen:

- Schritt 1: Beobachten der von den Auszubildenden durchgeführten Handlung
- Schritt 2: Beurteilung der bereits erworbenen Kompetenzen

Wichtig ist, dass bei Schritt 1 in einem kurzen freien Protokoll mitgeschrieben wird, was die Praxisanleitung bei der Durchführung der Handlung durch die Auszubildenden sieht. Es sollte hier noch keine Bewertung der Handlung erfolgen.

Verwendung eines Beurteilungsbogens schafft Transparenz und Akzeptanz

Notwendig für eine transparente kompetenzorientierte Beurteilung der gezeigten Handlung in Schritt 2 sind nachvollziehbare Beurteilungskriterien. Mit einer Vorlage zur Beurteilung von Lernerfolgen steht ein Dokument zur Verfügung, das auf der Grundlage der fünf Gütekriterien einer Lernhandlung aufbaut (vgl. BMFSFJ 2014).

Gütekriterien einer Lernhandlung

Kriterium	Erläuterung
Zielgerichtetheit	bezeichnet die Fähigkeit, Aufgaben methodengeleitet und strukturiert zu lösen.
Gegenstandsbezug	bezieht sich auf die Fähigkeit, Aufgaben durchdacht, unter Berücksichtigung gängiger Normen und Vorschriften fachgerecht zu lösen.
Selbstreflexion	bezeichnet die Fähigkeit und Bereitschaft, sich selbstkritisch einzuschätzen und sich kreativ mit dem Handlungsgegenstand auseinanderzusetzen.
Selbstständigkeit	bezeichnet die Fähigkeit, Aufgaben ohne äußere Hilfe zu lösen und zur Verfügung stehende Hilfsmittel sinnvoll einzusetzen.
Kommunikatives Verhalten	bezieht sich auf die Fähigkeit, einen Gruppenprozess (mit) zu tragen.

In Anlehnung an: Richter, H. (2002): Lernerfolgsüberprüfung im Lernfeldkonzept. SELUBA-Werkstattbericht, Heft 3, Soest/Halle

Der Beurteilungsbogen bietet ein Raster zur Durchführung der Beurteilung von Lernerfolgen an, in dem die Gütekriterien und die Bewertungssystematik bereits vorgegeben sind (vgl. BMFSFJ 2014).

Der Bogen ist im Vorfeld der Beurteilung durch die Praxisanleitung vorzubereiten. Einmal erstellt, kann er zur Beurteilung einer Pflegehandlung immer wieder zum Einsatz kommen. Im Zuge des Qualitätsmanagements sollten auch die Beurteilungsbögen einer regelmäßigen Revision unterzogen werden. Die Vorlage steht auf www.quesap.de zur Verfügung.

Thema	Dekubitusprophylaxe		
Lernziel	Die oder der Auszubildende erkennt Risikofaktoren für die Entstehung eines Dekubitus und kann unter Berücksichtigung des Standards Dekubitusprohylaxe, geeignete Prophylaxemaßnahmen anwenden und in den Tagesablauf integrieren.		
Kriterien	Indikatoren	Ausprägungsgrad	Anteil in %
Zielgerichtetheit	Die Vorbereitung der Hilfs- und Arbeitsmittel erfolgt zügig (nicht hektisch) und vollständig.	☒ ☒ ☒ ☐ ☐	10 %
	Die Abfolge der Teilschritte ist nachvollziehbar pflegefachlich begründet. (Durch Vor- oder Nachgespräch bzw. aktive Pflegehandlung)	☒ ☒ ☒ ☒ ☐	
	Die geplanten Maßnahmen sind individuell an die Bedürfnisse der zu pflegenden Person angepasst.	☒ ☒ ☒ ☒ ☒	
Gegenstandsbezug	Die/Der Auszubildende verfügt über ein fundiertes fachliches Wissen zur Dekubitusentstehung; ihr/sein praktisches Handeln ist theoriegeleitet.	☒ ☒ ☒ ☒ ☐	50 %
	Die Dekubitusrisikoeinschätzung erfolgt fachlich korrekt, umfassend und nach einrichtungsinternem Standard.	☒ ☒ ☒ ☒ ☐	
	Der einrichtungsspezifische Standard zur Dekubitusprophylaxe wird situationsgerecht umgesetzt.	☒ ☒ ☒ ☒ ☐	
	Bewegungsfördernde Maßnahmen werden individuell auf die/den Pflegebedürftigen abgestimmt geplant und in deren/dessen Tagesablauf integriert.	☒ ☒ ☒ ☒ ☐	
	Druckreduzierende Maßnahme entlastet die dekubitusgefährdete Körperregion.	☒ ☒ ☒ ☒ ☒	
	Druckreduzierende Hilfsmittel wurden bewohnerspezifisch eingesetzt, ihre Handhabung erfolgte technisch versiert.	☒ ☒ ☒ ☒ ☒	
	Die Dokumentation erfolgt vollständig, wahrheitsgemäß, sachlich und unter Verwendung von Fachsprache.	☒ ☒ ☒ ☒ ☒	
	Die/der Auszubildende gibt essenzielle Informationen fachlich korrekt weiter (Pflegeteam/ Ärzte/...).	☒ ☒ ☒ ☐ ☐	
Selbstreflexion	Die/der Auszubildende beurteilt und evaluiert Vorgehen und Ergebnisse der Dekubitusprophylaxe.	☒ ☒ ☒ ☒ ☒	20 %
	Fehler und Änderungsbedarfe werden erkannt.	☒ ☒ ☒ ☒ ☒	
	Erfolgreiches Handeln kann benannt werden.	☒ ☒ ☒ ☒ ☒	
	Alle sachdienlichen Informationen wurden selbstständig beschafft.	☒ ☒ ☒ ☒ ☒	

Ausprägungsgrad-Summen:
- Zielgerichtetheit: 12 Kreuze, Σ x 1 = 12
- Gegenstandsbezug: 34 Kreuze, Σ x 5 = 170
- Selbstreflexion: 18 Kreuze, Σ x 2 = 36

Abb. 18: Beispiel für kompetenzorientierte Beurteilung

Bearbeiten der Vorlage Beurteilungsbogen

Nachdem das Thema der Beurteilung (z.B. Dekubitusprophylaxe) festgelegt ist, muss die Praxisanleitung ein Lernziel zu diesem Thema formulieren. Dabei muss sie auf eine kompetenzorientierte Formulierung achten. Das folgende Beispiel bezieht sich erneut auf das Thema Dekubitusprophylaxe, um den Zusammenhang zu den im vorherigen Punkt 2.5 geschilderten Methoden zu verdeutlichen.

> Die oder der Auszubildende erkennt Risikofaktoren für die Entstehung eines Dekubitus und kann unter Berücksichtigung des Standards Dekubitusprophylaxe, geeignete Prophylaxemaßnahmen anwenden und in den Tagesablauf der pflegebedürftigen Person integrieren.

Anschließend werden die einzelnen Gütekriterien der Lernhandlung durch handlungsspezifische Indikatoren konkretisiert.

Die spezifischen Indikatoren beschreiben die zu beurteilende Handlung in einer Pflegesituation in der Art und Weise, dass bei Beobachtung der Pflegehandlung auf die zugrunde liegende Kompetenz geschlossen werden kann.

Hierbei ist es wichtig, dass die Indikatoren:

- auf Kompetenzen der Auszubildenden schließen lassen,
- konkret beschrieben werden und
- überprüfbar sind.

Beispiele für handlungsspezifische Indikatoren (zum Thema Dekubitusprophylaxe):

Kriterien	Indikatoren
Gegen-stands-bezug	Die/Der Auszubildende setzt sein fundiertes fachliches Wissen zur Dekubitusentstehung ein; ihr/sein praktisches Handeln ist theoriegeleitet.
	Die Dekubitusrisikoeinschätzung erfolgt fachlich korrekt, umfassend und nach einrichtungsinternem Standard.
	Der einrichtungsspezifische Standard zur Dekubitusprophylaxe wird situationsgerecht umgesetzt.
	Bewegungsfördernde Maßnahmen werden individuell auf die/den Pflegebedürftigen abgestimmt geplant und in deren/dessen Tagesablauf integriert.
	Druckreduzierende Maßnahme entlastet die dekubitusgefährdete Körperregion.
	Druckreduzierende Hilfsmittel werden bewohnerspezifisch eingesetzt, ihre Handhabung erfolgt technisch korrekt.
	Die Dokumentation erfolgt vollständig, wahrheitsgemäß, sachlich und unter Verwendung von Fachsprache.
	Die/der Auszubildende gibt essenzielle Informationen an weitere Personen fachlich korrekt weiter (Pflegeteam/Ärzte/…).

Anwendung des Beurteilungsbogens

Für Praxisanleitungen ist die kompetenzorientierte Beurteilung mithilfe standardisierter Beurteilungsbögen in der Regel neu.

Meist kommen Bögen der Pflegeschulen zum Einsatz, die ein- bis zweimal jährlich eine Einschätzung der Auszubildenden hinsichtlich ihrer Fach-, Sozial- und Methodenkompetenz abverlangen. Grundlage für diese Einschätzung sind in der Regel ausführliche und zeitaufwendige Gespräche mit den Auszubildenden und Kolleginnen und Kollegen, die rückblickend versuchen, anhand erlebter Situationen eine Selbst- bzw. Fremdeinschätzung der Handlungskompetenz der Auszubildenden vorzunehmen. Als Manko wird immer wieder die Ungenauigkeit und mangelnde Systematik dieser Vorgehensweise benannt, die häufig auch zur Unzufriedenheit der Auszubildenden führt, da die Fremdeinschätzung als wenig nachvollziehbar und beliebig erlebt wird. Zudem entspricht sie auch nicht mehr der neu geforderten qualifizierten Leistungseinschätzung.

Hier kann der Einsatz eines standardisierten Verfahrens, das sich auf Gütekriterien einer Lernhandlung stützt und dennoch für jede zu beurteilende Handlungssituation transparente und spezifische Indikatoren für den Lernerfolg benennt, für Abhilfe sorgen.

Die Entwicklung von Beurteilungsinstrumenten kann am leichtesten in einem Arbeitskreis aus mehreren Einrichtungen und der Pflegeschule gemeinsam geleistet werden.

Eine einheitliche Vorgehensweise und gleiche Beurteilungskriterien an allen Lernorten erleichtern den Praxisanleitungen die Arbeit und stärken das Vertrauen der Auszubildenden in die Qualität der Einschätzung ihrer Lernerfolge.

In der folgenden Tabelle sind Tipps für den Einsatz des Beurteilungsbogens aus Sicht der Praxisanleitungen zusammengefasst:

Wem nutzt der Bogen?	**Praxisanleitungen** qualifizierten Leistungseinschätzung;
	Auszubildenden zur Reflexion z.B.: zur Prüfungsvorbereitung oder in selbstorganisierten Lernarrangements;
	Lehrkräften bei Praxisbesuchen/Sichtstunden;
Vorgehensweise	Der kompetenzorientierte Beurteilungsbogen kann **parallel zu Lernsituationen bzw. geplanten Anleitungen** des jeweiligen Praxiseinsatzes erstellt werden.
	Jedes Ausbildungsthema muss **nur einmal bearbeitet** werden, kann dann für weitere Auszubildenden wieder eingesetzt werden und spart daher künftig Zeit.
	Zeitaufwand: Zu Beginn 1 – 2 Std. für die Erstellung eines Beurteilungsbogens. Pro praktischem Ausbildungsabschnitt einer/eines Auszubildenden werden etwa 1 – 2 Beurteilungsbögen passend zu den eingesetzten Lernsituationen und Geplanten Anleitungen benötigt.
Wie kommt man zu Indikatoren?	Durch **Orientierung an Pflegestandards, Lernzielen aus der Schule**, sonstige Quellen, in denen berufliche Kompetenzen beschrieben sind.
Beispiele nutzen!	Die Dokumentenvorlagen enthalten **Beispiele zu den** beiden **beschriebenen Beurteilungsrastern**. Ein weiteres findet sich auf www.quesap.de.
Denken Sie an den umfassenden Nutzen!	Bei **der Erstellung von kompetenzorientierten Beurteilungsbögen** können auch **weitere Pflegefachkräfte und Auszubildende** im dritten Ausbildungsjahr **einbezogen** werden. Das festigt deren Fachkompetenzen.
	Die **Nutzung des gleichen Beurteilungsbogens durch Schule und Praxis** sowie die Mitsprache der Praxisanleitung bei der Notenvergabe führen zu einer Verbesserung des Austauschs über den Lernstand der Auszubildenden im Zuge der Lernortkooperation.

Der Aufwand für die Bearbeitung eines Beurteilungsbogens wird von Praxisanleitungen in unseren Weiterbildungskursen regelmäßig als relativ hoch eingeschätzt. Aufgrund der positiven Effekte dieser Beurteilungsweise verwenden manche den Beurteilungsbogen gezielt für die Halbjahres- und Jahresbeurteilung und setzen ihn bei der Prüfungsvorbereitung ein.

In Absprache mit der Prüfungskommission könnte der Beurteilungsbogen auch für die Ermittlung der Note in der praktischen Prüfung herangezogen werden.

Auf jeden Fall sollten die Lernerfolge im Verlauf eines Praxiseinsatzes mit regelmäßigen Reflexionsgesprächen von Praxisanleitung und Auszubildenden ermittelt werden. Führt man diese am Ende einer Arbeitswoche im Zeitrahmen von ca. 10 min. durch, dann ergibt sich daraus ein stimmiges Gesamtbild in Verbindung mit punktuellen Beurteilungen mithilfe eines Beurteilungsbogens.

Eine Dokumentenvorlage für ein protokolliertes Reflexionsgespräch findet sich auf www.quesap.de.

2.7 Qualitätsbaustein 5: Die Lernortkooperation

Das Pflegeberufegesetz fordert neben der Abstimmung der Ausbildung zwischen den Lernorten Betrieb und Schule zusätzlich die Kooperation des Ausbildungsträgers der praktischen Ausbildung mit weiteren Einsatzorten (vgl. Teil I dieses Buches). Diese Zusammenarbeit ist mit Kooperationsverträgen zu regeln (§ 6 Abs. 4 PflBG).

Die zielorientierte und partnerschaftliche Zusammenarbeit aller an der Ausbildung beteiligten Akteure an den verschiedenen Lernorten ist eine zentrale Voraussetzung für das Gelingen der gesamten Ausbildung. Die Lernortkooperation beeinflusst alle bisher beschriebenen Qualitätsbausteine und ist von daher als verbindendes Element der gesamten theoretischen und praktischen Ausbildung zu verstehen. Durch die gestiegene Anzahl an praktischen Lernorten erhält die Zusammenarbeit einen bedeutenden Stellenwert.

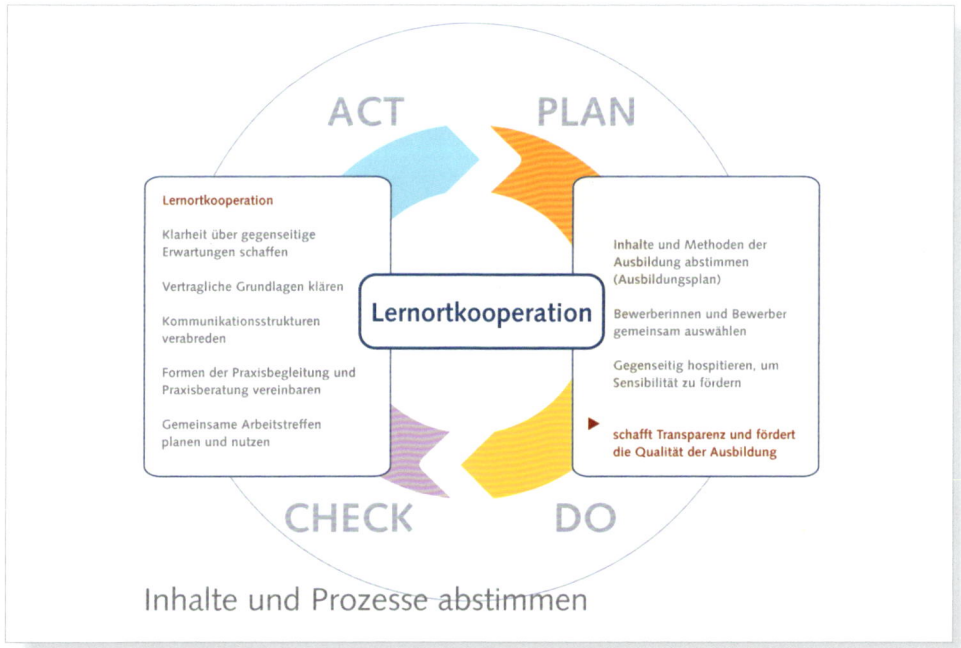

Abb. 19: Die Lernortkooperation

Der Einsatz von zwei Arbeitshilfen zur Lernortkooperation, die Vorschläge für die unterschiedlichen Handlungsbereiche enthalten (Kooperationsverträge, Kommunikationsstrukturen, Arbeitstreffen, inhaltliche und methodische Abstimmung der Ausbildung etc.) ermöglichen nach einer Ist-Analyse die Planung konkreter Maßnahmen zur Verbesserung der Zusammenarbeit.

Sie basieren auf den Arbeitshilfen zur Gestaltung der Lernortkooperation zwischen ausbildender Pflegeeinrichtung mit Altenpflegeschulen und untereinander, die von uns für das Handbuch „Die praktische Altenpflegeausbildung – Ein Handbuch des Servicenetzwerkes Altenpflegeausbildung für ambulante und stationäre Pflegeeinrichtungen" (BMFSFJ 2014) entwickelt wurden und im Zuge dieser Veröffentlichung an die neue Pflegeausbildung angepasst worden sind. Sie erleichtern es, den Status der Lernortkooperation zu ermitteln, konkrete Maßnahmen zur Verbesserung einzelner Bausteine der Lernortkooperation zu planen und auf den Weg zu bringen. Die Arbeitshilfen stehen in überarbeiteter Form auf www.quesap.de zur Verfügung und können als Vorbereitung für die Ausarbeitung der geforderten Kooperationsverträge genutzt werden.

Unsere langjährigen Erfahrungen zeigen: Wenn die Kooperationspartner die Erwartungen aneinander deutlich machen und ihre Ausbildungsprozesse aufeinander abstimmen, gelingt ein reibungsloserer Ausbildungsverlauf. Klärung der Ziele der Ausbildung insgesamt bzw. der Lernziele des jeweiligen Ausbildungsabschnittes, die Verständigung über Lehr- und Lernmethoden, (gemeinsam entwickelte) Ausbildungsmaterialien und Beurteilungsinstrumente sind hierbei zentrale Qualitätsmerkmale.

Von der zielorientierten und partnerschaftlichen Zusammenarbeit aller an der Ausbildung beteiligten Akteure profitieren Ihre Auszubildenden, da ihnen die Verknüpfung von Theorie und Praxis besser gelingt.

Lernortkooperation zwischen ausbildenden Pflegeeinrichtungen und Pflegeschule

Pflegeeinrichtungen, die ausbilden möchten, sind gemäß PflBG § 6 Abs. 4 Pflegeberufegesetz zur Kooperation mit mindestens einer Pflegeschule verpflichtet.

Dabei:
- trägt die Pflegeschule die Gesamtverantwortung für die Ausbildung;
- müssen der Unterricht und die praktische Ausbildung sowohl inhaltlich als auch organisatorisch aufeinander abgestimmt werden, außerdem
- unterstützt und fördert die Pflegeschule die praktische Ausbildung durch Praxisbegleitung.

Vgl. Pflegeberufegesetz § 6 und § 10

Folgende Themen haben sich als wesentliche Bausteine einer gelungenen Lernort-kooperation, zwischen Pflegeeinrichtung und Altenpflegeschule, erwiesen:

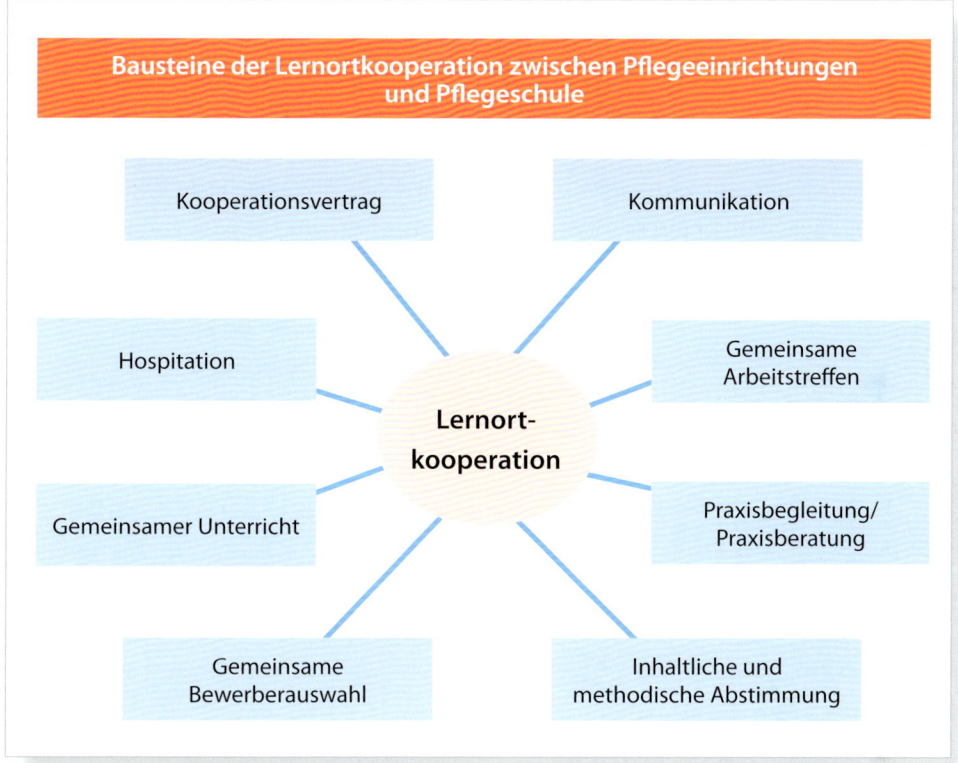

Darstellung in Anlehnung an:
BMFSFJ (2014). Die praktische Altenpflegeausbildung. Ein Handbuch des Servicenetzwerkes Altenpfle-geausbildung für ambulante und stationäre Pflegeeinrichtungen. Kapitel 4.1.2: Lernortkooperation gestal-ten

Die gesetzlich vorgeschriebene Zusammenarbeit bietet den Kooperationspart-nern – Pflegeeinrichtungen und Pflegeschule – die Chance, sich in der gemeinsa-men Ausbildungsarbeit gegenseitig zu ergänzen. Damit verbunden ist aber auch die Verpflichtung, diese Lernortkooperation inhaltlich zu gestalten.

Zunächst sollte sich jeder Lernort intern über grundlegende Aspekte der neuen Pflegeausbildung verständigen, z. B. über das Ausbildungsverständnis, die erforder-lichen organisatorischen Rahmenbedingungen, die Ausbildungsinhalte und me-thodischen Vorgehensweisen und dabei eine Vorstellung davon entwickeln, wie die Ausbildung in der eigenen Einrichtung aussehen kann und soll. Auf dieser Grund-lage kann Lernortkooperation zielgerichtet begonnen werden.

Lernortkooperation zwischen den ausbildenden Pflegeeinrichtungen

Die praktische Ausbildung nimmt mit einem zeitlichen Umfang von 2.500 Stunden einen sehr hohen Stellenwert ein. Ihr Ablauf ist in mehrere Phasen aufgegliedert, in denen die Auszubildenden verschiedene Praxisstätten durchlaufen (vgl. Teil I, Abbildung 2). Ausbildende Pflegeeinrichtungen benötigen daher auch gut funktionierende Kooperationen mit anderen Pflegeeinrichtungen.

Folgende Themen haben sich in der Vergangenheit als wesentliche Bausteine einer gelungenen Lernortkooperation zwischen den ausbildenden Pflegeeinrichtungen erwiesen und können auch im Rahmen der neuen Pflegeausbildung handlungsleitend für die Entwicklung von Kooperationsverträgen sein:

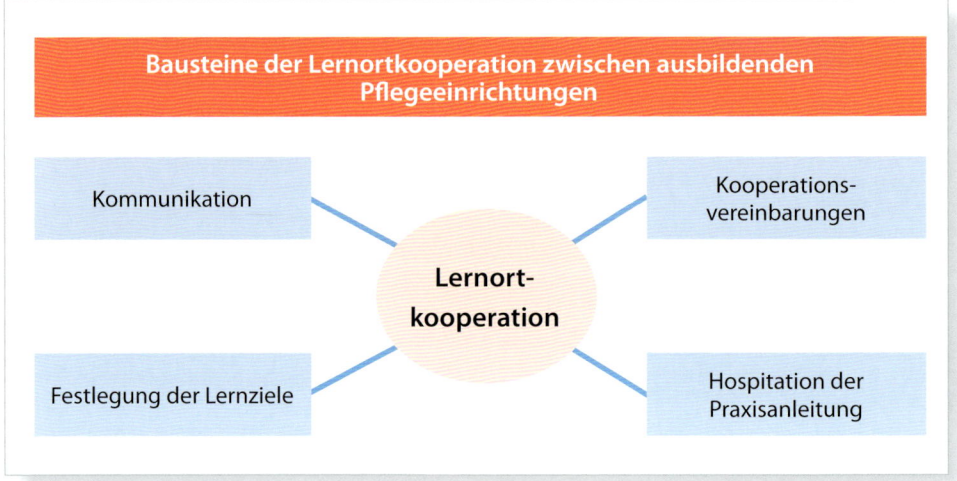

Darstellung in Anlehnung an:
BMFSFJ (2014). Die praktische Altenpflegeausbildung. Ein Handbuch des Servicenetzwerkes Altenpflegeausbildung für ambulante und stationäre Pflegeeinrichtungen. Kapitel 4.1.2: Lernortkooperation gestalten

Neu hinzu kommt, sich ein Verfahren zum Austausch der Auszubildenden zu überlegen, um eine möglichst gleichmäßige Auslastung aller praktischen Lernorte zu erreichen. Hier bietet sich wieder die Gründung eines Ausbildungsverbundes von einer Pflegeschule mit ihren kooperierenden praktischen Lernorten an, um ein Rotationsverfahren zu implementieren.

Die Arbeitshilfen zur Gestaltung der Lernortkooperation erleichtern es, den Status der Lernortkooperation zu ermitteln, konkrete Maßnahmen zur Verbesserung einzelner Bausteine der Lernortkooperation zu planen und auf den Weg zu bringen. Der Einsatz der Arbeitshilfen wird seitens der Praxis als äußerst hilfreich für die Verbesserung der Zusammenarbeit beurteilt.

2.8 Projektplanung für die Umstellung auf die neue Pflegausbildung

Die Umstellung auf die neuen Gegebenheiten erfordert eine sorgfältige Planung. Folgende Arbeitsschritte sollen Anregungen für die Entwicklungsprozesse im Zuge der Umsetzung der Pflegeberufereform in der eigenen Einrichtung bieten:

	Arbeitsschritt	Mögliche Teilschritte
1	Arbeitskreis schaffen (neu/etablieren/ neu organisieren)	▪ Einführung AK (ggf. einer auf Leitungs-, einer auf Durchführungsebene) ▪ Hierarchieübergreifende AK (Beteiligung von Leitungskräften und Praxisanleitungen, Sprecher/-in der Auszubildenden) ▪ Trägerinterne, aber einrichtungsübergreifende AKs bei Beteiligung von mehreren Pflegeeinrichtungen eines Trägers ▪ Branchenübergreifende AKs, wenn mehrere Berufsausbildungen in einer Pflegeeinrichtung angeboten werden (z. B. in Verwaltung, Hauswirtschaft), um Synergieeffekte zu initiieren
2	Reflexion der Ausbildungsarbeit	▪ Stärken- und Schwächenanalyse der Ausbildungsarbeit (z. B. durch Befragung von Team und Auszubildenden oder durch ein themenzentriertes und moderiertes Teamgespräch) ▪ Internes Audit „Qualitäts-Check" ▪ Wichtig: Einbeziehung aller Beteiligungsebenen
3	Konkrete Zielsetzung ableiten	▪ Ideensammlung ▪ Maßnahmen ableiten ▪ Zuständigkeiten festlegen ▪ Planung Gesamtablauf/Arbeitsplan
4	Implementierung und Umsetzung von Qualitätsbausteinen	▪ Zusammenstellung und Sicherung bereits vorhandener Materialien ▪ Bereitstellung zeitlicher Ressourcen ▪ Bereitstellung personeller Ressourcen ▪ Betriebsspezifische Implementierung der relevanten Qualitätsbausteine -> Ergänzung oder Neuentwicklung von Instrumenten zur Planung, Durchführung und Evaluation von Ausbildungsprozessen und Integration in das Qualitätsmanagementhandbuch ▪ (Schrittweise) Umsetzung der Qualitätsbausteine in die Ausbildungspraxis
5	Evaluation der Qualitätsentwicklung	▪ Regelmäßiges Internes Audit „Qualitäts-Check" ▪ Befragung von Team und Auszubildenden zu ausbildungsrelevanten Themen ▪ Ggf. Ableiten weiterer Maßnahmen zur Qualitätsverbesserung

Arbeitsschritte der Qualitätsentwicklung

Die Neuregelung der Pflegeausbildungen sieht eine vielschichtigere praktische Ausbildung in allen Arbeitsfeldern der Pflege vor (Akutkrankenhäuser, stationäre und ambulante Pflegeeinrichtungen, Einrichtungen der Kinderheilkunde) sowie speziellen Arbeitsfeldern (z. B. Hospiz, Rehabilitation, ambulante Spezialpflege). Damit werden sich die Ausbildungszeiten in den einzelnen Versorgungsformen, bei insgesamt gleichbleibendem Stundenanteil für die praktische Ausbildung von 2.500 Stunden, verkürzen.

Schon allein dadurch gewinnen eine sorgfältige Planung und Steuerung von Ausbildungsprozessen und der Einsatz von berufspädagogischen Methoden, die eigenverantwortliche Lernprozesse fördern, zunehmend an Bedeutung. Wie könnte sonst gewährleistet werden, dass die praktischen Einsätze den umfassenden und aufeinander aufbauenden Kompetenzerwerb im Sinne von theoretisch begründetem, geplantem und reflektiertem Handeln ermöglichen und nicht ein Rückschritt in der praktischen Ausbildung durch eine bloße Aneinanderreihung von Praktika erfolgt.

3 Die Kontinuität des Entwicklungsprozesses sichern

Unsere bisherigen Projekterfahrungen zeigen, dass es für ausbildende Einrichtungen angesichts der Vielzahl gesetzlicher Neuerungen und daraus resultierender Anforderungen häufig eine große Herausforderung ist, Umstellungen in der Ausbildung voranzutreiben und kontinuierlich am Ball zu bleiben.

Wir wollen Sie mit diesem Buch ermutigen, sich dieser Aufgabe zu stellen und sie als Entwicklungsprozess zu verstehen, der über die nächsten Jahre hinweg zu leisten ist. Machen Sie sich auf den Weg, sich den Herausforderungen der Ausbildungsreform zu stellen und eine schrittweise Umsetzung anzugehen. Der Profit Ihrer Bemühungen wird Ihrer Einrichtung zugutekommen. Wer gut ausgebildet wird, hat auch die Neigung, bei diesem Arbeitgeber zu bleiben. Qualität setzt sich durch, das gilt auch für die praktische Ausbildung.

Um es Ihnen zu erleichtern „am Ball" zu bleiben, wollen wir Ihnen in diesem letzten Teil des Handbuchs noch einen letzten Qualitätsbaustein vorstellen, um den PDCA-Zyklus des QUESAP®-Modells zu komplettieren.

Mit dem von uns entwickelte Qualitätssiegel Gute Ausbildung – Gute Fachkräfte!® zeichnen wir Pflegeeinrichtungen aus, die unser Modell vorbildlich in der Praxis implementiert haben. Wir vergeben das Siegel nach einem von uns durchgeführten Audit auf Basis der im nächsten Abschnitt vorgestellten Qualitätskriterien.

Diese Auszeichnung ermöglicht es Ihnen, Ihre Bemühungen um gute Ausbildungsqualität werbewirksam einzusetzen und sich als vorbildlicher Ausbildungsbetrieb bei der Akquise von Bewerberinnen und Bewerbern zu präsentieren.

3.1 Qualitätsbaustein 6: Die Überprüfung der Ausbildungsqualität

Erfahrungen zahlreicher Pflegeeinrichtungen haben bestätigt, dass die bisher vorgestellten Qualitätsbausteine einen wesentlichen Beitrag zur Verbesserung der Qualität der Ausbildungsprozesse in Pflegeeinrichtungen leisten. Das Bewusstsein für Ausbildung und das Verständnis für damit verbundene personelle und zeitliche Investitionen steigt und Ausbildung wird als Aufgabe des gesamten Pflegeteams wahrgenommen.

Um einen Qualitätsverlust in der Ausbildungsarbeit zu vermeiden, können ausbildende Einrichtungen mithilfe von Kriterien und Leitfragen regelmäßig prüfen, wie der Stand der Ausbildungsqualität ist. Dann lassen sich gezielt Maßnahmen zur Verbesserung einleiten. Es ist durchaus sinnvoll, auch die Auszubildenden in diese Überprüfung mit einzubeziehen. So lassen sich deren Perspektive eruieren und oftmals hilfreiche Informationen gewinnen. Zudem bietet es sich an, divergente Ansichten über einzelne Punkte offenzulegen und zu besprechen.

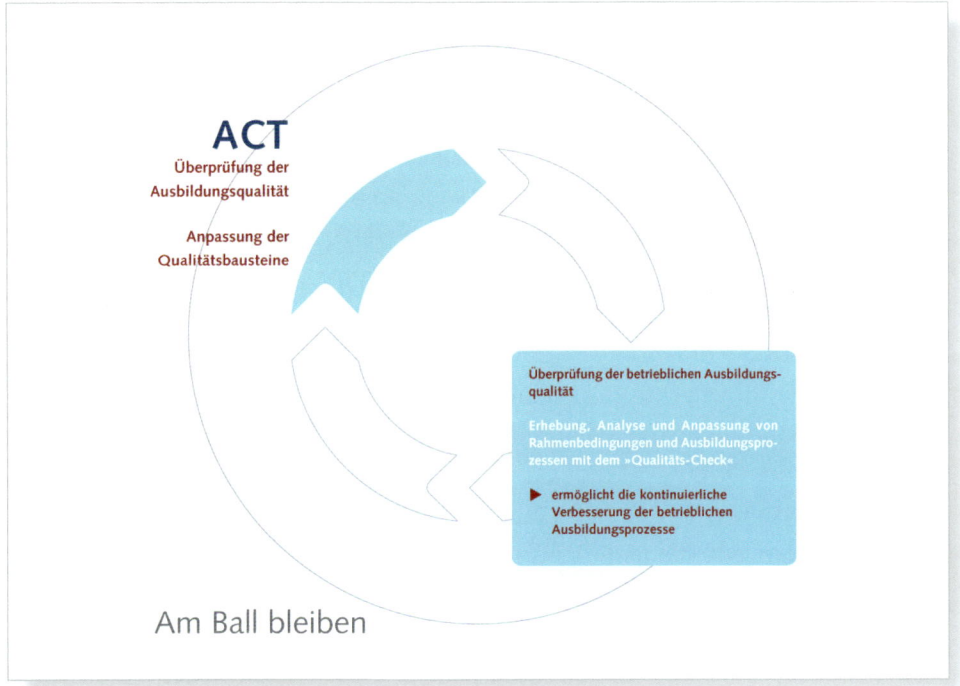

Abb. 20: Die Überprüfung der Ausbildungsqualität

Nur durch eine regelmäßige Überprüfung der Ausbildungsarbeit ist gesichert, dass die erzielten Verbesserungen der Ausbildungsprozesse auch beim Ausscheiden von Praxisanleitungen als Schlüsselpersonen aus dem Betrieb beibehalten und weiter vorangebracht werden können. Die Leitungsebene der Betriebe zeichnet dafür verantwortlich, dass die erarbeiteten Ausbildungsstandards auch weiter verbindlich zur Anwendung kommen.

Kriterien und Leitfragen zur Überprüfung der Ausbildungsqualität

Kriterium	Leitfragen
Partnerschaftliche Lernortkooperation	• In welcher Form finden Kontakte mit der Schule statt? • Wie oft finden Praxisbegleitbesuche durch die Lehrkräfte statt? • Wie werden die Praxisbesuche hinsichtlich der Vorbereitung, Durchführung und Reflexion eingeschätzt? • Findet eine Abstimmung mit der Schule über Lerninhalte statt? • Findet eine Abstimmung mit der Schule über Lehr-Lernmethoden statt?
Förderliche Rahmenbedingungen	• Stehen die Auszubildenden zusätzlich im Dienstplan oder sind sie in die Schichten fest eingerechnet? • Welche Dokumente/Formulare werden in der Ausbildungsarbeit eingesetzt? • Wie aktuell sind die im Rahmen der Ausbildungsarbeit eingesetzten Dokumente/Formulare? • Wie viel Zeit steht der Praxisanleitung außerhalb der Pflege explizit für die Ausbildungsarbeit zur Verfügung? • Werden Praxisanleitung und Auszubildende im Dienstplan in die gleiche Schicht eingeteilt?
Gestaltung von Lehr- und Lernprozessen	• Folgt die Ausbildung in allen drei Jahren einem betrieblichen Ausbildungsplan? • Ist dieser mit den Lerninhalten der Pflegeschule abgestimmt? • Welche berufspädagogischen Methoden werden (wie regelmäßig) in der praktischen Ausbildung eingesetzt? • Liegen bereits (ausreichend viele) ausgearbeitete Lernsituationen und geplante Anleitungen vor? • Wird die Vielfalt der Lernchancen auf den Stationen/den Wohnbereichen/den Touren ausreichend genutzt und in der individuellen Ausbildungsplanung der Auszubildenden berücksichtigt? • Welche einrichtungsinternen Lernorte/Abteilungen werden während der Ausbildung durchlaufen? • Unterstützen die Fachkräfte die Praxisanleitungen bei Ausbildungsaufgaben? • Findet eine kontinuierliche Reflexion des Ausbildungsprozesses mit den Auszubildenden statt? • Werden die Ergebnisse der Reflexion im weiteren Ausbildungsverlauf berücksichtigt?
Feststellung der beruflichen Handlungskompetenz	• Ist das Niveau der Aufgaben, die den Auszubildenden übertragen werden können, dem Ausbildungsstand angemessen? • Ist der Grad der Selbstständigkeit bei der Bearbeitung der Aufgaben dem Ausbildungsstand angemessen? • Ist die Fähigkeit, bei der Bearbeitung der Aufgaben situationsangemessen zu handeln, dem Ausbildungsstand angemessen? • Werden Anleitungssituationen regelmäßig beurteilt und werden diese Beurteilungen mit den Azubis besprochen? • Gibt es eine konsequente und transparente Beurteilung der gezeigten Leistungen? • (Wie) Wird der Stand des Kompetenzerwerbs am Ende der einzelnen Ausbildungsjahre festgestellt?

Kriterium	Leitfragen
Feststellung der beruflichen Handlungskompetenz	• Welche Leistungsnachweise werden von den Auszubildenden erbracht und wie werden diese ausgewertet? • Werden die Ergebnisse (Protokolle) von Reflexionsgesprächen in die Kompetenzfeststellung mit einbezogen? • Erhalten die Praxisanleitungen von den Fachkräften ein Feedback zu den Leistungen der Auszubildenden? • Hat die/der Auszubildende am Ende der Ausbildung den Leistungsstand einer Fachkraft erreicht? • Entspricht das Berufsverständnis der Auszubildenden den Erwartungen und Anforderungen unserer Einrichtung?
Zufriedenheit der Auszubildenden	• Sind die Auszubildenden in das jeweilige Team (z. B. auf den Wohnbereichen) integriert? • Welche Aufgaben werden im Team an die Auszubildenden übertragen? • Sind die Auszubildenden an Dienstbesprechungen und Übergaben beteiligt? • Haben Praxisanleitung und Fachkräfte ein positives Ausbildungsverständnis? • Sind sich Praxisanleitung und Fachkräfte ihrer Vorbildwirkung bewusst? • Erfolgt eine (angemessene) Wertschätzung der Auszubildenden durch Leitung und Kollegium? • Gibt es eine systematische Erfassung des Feedbacks der Auszubildenden oder erfolgt dieses (nur) individuell und spontan? • Wird das Feedback in die Steuerung des Ausbildungsprozesses einbezogen? • Wie zufrieden sind die Auszubildenden mit ihrer Ausbildung im Betrieb?

Ausschnitt aus den Prüfkriterien für die Bewertung der Ausbildungsqualität, entwickelt im Modellprojekt QUESAP®

Den vollständigen Katalog der Prüfkriterien und Leitfragen erhalten Sie auf unserer Website www.quesap.de. Diese können Sie nutzen, um sich mit einem internen Audit auf eine Zertifizierung mit dem Qualitätssiegel Gute Ausbildung – Gute Fachkräfte!® vorzubereiten.

3.2   Gute Ausbildung – Gute Fachkräfte!®

In der Sozialgesetzgebung gibt es sowohl für die Gesundheits- als auch für die Pflegebranche Rechtsvorschriften, die ein einrichtungsinternes Qualitätsmanagement fordern (vgl. § 135a Abs. 2 SGB V und § 112 SGB XI). Viele Gesundheits- und Pflegeeinrichtungen lassen ihr Qualitätsmanagementsystem nach der internationalen Norm DIN EN ISO 9001:2008 (neu 2015) „Qualitätsmanagementsysteme – Anforderungen" zertifizieren. Diese Norm verlangt eine kontinuierliche Auseinandersetzung mit Anforderungen an Produkte und Dienstleistungen mit dem Ziel einer ständigen Verbesserung der Leistungsfähigkeit einer Organisation. Wenn man betriebliche Ausbildung als Dienstleistung für den Fachkräftenachwuchs in der Gesundheits- und Pflegebranche betrachtet liegt es nahe, den betrieblichen Ausbildungsprozess in das Qualitätsmanagementsystem zu integrieren.

Im europäischen Kontext zur Qualitätsentwicklung und -sicherung in der beruflichen Aus- und Weiterbildung wird das Instrument des PDCA-Zyklus als Bezugsrahmen angeführt. Dieser ist nicht nur auf übergeordneter Ebene der Ordnungssysteme handlungsleitend, sondern lässt sich auch auf der Ebene der ausbildenden Betriebe anwenden.

Die Qualitätsbausteine des QUESAP®-Modells mit ihren Vorlagen und Arbeitshilfen sind also nicht nur für die Erfüllung der didaktischen Prinzipien der neuen Pflegeausbildung bestens geeignet. Durch ihre Zuordnung zu dem für Pflegeprozesse, Qualitätsmanagementsysteme und berufliche Bildung gleichermaßen relevanten Handlungsrahmen – dem PDCA-Zyklus – kann die betriebsinterne Entwicklung von Ausbildungsstandards sowohl in der neuen Pflegeausbildung als auch in weiteren Gesundheitsfachberufen vorangebracht werden. Da diese neugeordneten Berufe alle nicht dem Berufsbildungsgesetz (BBiG) unterliegen, sondern eine je eigenständige, wenn auch vergleichbare gesetzliche Grundstruktur aufweisen, können die Qualitätsbausteine orientiert am PDCA-Zyklus eine Klammer bilden, die inhaltlich jeweils von den Betrieben selbst gefüllt werden muss.

Gute Ausbildung kann gelingen, wenn eine bekannte strukturelle Systematik genutzt und mit geeigneten Ausbildungsinstrumenten hinterlegt wird. Der Einsatz praxistauglicher Instrumente, der knappe personelle und zeitliche Ressourcen berücksichtigt, und die auf den jeweiligen Bildungsauftrag abgestimmte Kooperation von Betrieben und Schulen unter Einbeziehung der Auszubildenden leisten einen Beitrag zur Schaffung betrieblicher Ausbildungsstandards, die dynamisch und prozessorientiert angelegt sind. Sie lassen sich in die betriebsinternen Qualitätsmanagementsysteme einbinden und sind damit einem fortlaufenden Überprüfungs- und Anpassungsmechanismus ausgesetzt. Damit sind Betriebe in der Gesundheits- und Pflegebranche auch für zukünftige inhaltliche Neuerungen gut aufgestellt.

Wir möchten alle Träger der praktischen Ausbildung motivieren die Zeit zu nutzen, sich auf die neue Pflegausbildung vorzubereiten und diese als Chance zu begreifen, den Professionalisierungsprozess des Berufsstandes voranzubringen.

Literatur

Altenpflegegesetz (AltPlfG): in der Fassung der Bekanntmachung vom 25. August 2003 (BGBl. I S. 1690), das zuletzt durch Artikel 1B des Gesetzes vom 17. Juli 2017 (BGBl. I S. 2581) geändert worden ist.

Altenpflege-Ausbildungs- und Prüfungsverordnung (AltPflAPrV): vom 26. November 2002 (BGBl. I S. 4418), die zuletzt durch Art. 35 des Gesetzes vom 18. April 2016 (BGBl. I S. 886) geändert worden ist.

Krankenpflegegesetz (KrPflG): vom 16. Juli 2003 (BGBl. I S. 1442), das zuletzt durch Artikel 1A des Gesetzes vom 17. Juli 2017 (BGBl. I S. 2581) geändert worden ist.

Krankenpflege- Ausbildungs- und Prüfungsverordnung (KrPflAPrV): vom 10. November 2003 (BGBl. I S. 2263), die zuletzt durch Art. 33 des Gesetzes vom 18. April 2016 (BGBl. I S. 886) geändert worden ist.

Gesetz zur Reform der Pflegeberufe (PflBRefG): Bundesgesetzblatt Jahrgang 2017 Teil I Nr. 49, ausgegeben zu Bonn am 24. Juli 2017; S. 2581 – 2614.

Ausbildungs- und Prüfungsverordnung für die Pflegeberufe (PflAPrV): Bundesgesetzblatt Jahrgang 2018 Teil I Nr. 34, ausgegeben zu Bonn am 10. Oktober 2018; S. 1572 – 1621.

Pflegeberufe-Ausbildungsfinanzierungsverordnung (PflAFinV): Bundesgesetzblatt Jahrgang 2018 Teil I Nr. 34, ausgegeben zu Bonn am 10. Oktober 2018; S.1622 – 1631.

SGB V
Das Fünfte Buch Sozialgesetzbuch – Gesetzliche Krankenversicherung – (Artikel 1 des Gesetzes vom 20. Dezember 1988, BGBl. I S. 2477, 2482), das zuletzt durch Artikel 7 des Gesetzes vom 11. Dezember 2018 (BGBl. I S. 2394) geändert worden ist.

SGB XI
Das Elfte Buch Sozialgesetzbuch – Soziale Pflegeversicherung – (Artikel 1 des Gesetzes vom 26. Mai 1994, BGBl. I S. 1014, 1015), das zuletzt durch Artikel 1 des Gesetzes vom 17. Dezember 2018 (BGBl. I S. 2597) geändert worden ist.

Normen zum Qualitätsmanagement
Sonderdruck TÜV SÜD Akademie GmbH. 5. Auflage Juni 2013. Beuth Verlag. Berlin, Wien, Zürich.

Arbeitskreis Deutscher Qualifikationsrahmen (2011): Deutscher Qualifikationsrahmen für lebenslanges Lernen. www.dqr.de/content/2325.php (Zugriff am 11.03.2019).

Bundesministerium für Familie, Senioren, Frauen und Jugend (Hrsg.) (2. Aufl. 2014): Die praktische Altenpflegeausbildung. Ein Handbuch des Servicenetzwerkes Altenpflegeausbildung für ambulante und stationäre Pflegeeinrichtungen. Bearbeitung: T. Knoch, B. Pachmann et al. Berlin.

Donabedian, A. (1980): The Definition of Quality and Approaches to Its Assessment, Explorations in Quality Assessment and Monitoring. Band 1. Health Administration Press.

Richter, H. (2002): Lernerfolgsüberprüfung im Lernfeldkonzept. SELUBA-Werkstattbericht, Heft 3, Soest/Halle.

Bildnachweis:

Abbildungen 1 – 3: Abdruck mit freundlicher Genehmigung der Gemeinnützigen Gesellschaft für soziale Dienste (GGSD) Nürnberg

Layout Abbildungen Kreisgrafiken: limettedesign.de, Irene Drexl, München

Autorin

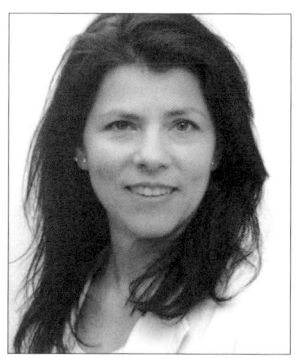

Tina Knoch ist Vorstand am Institut für Gerontologische Forschung e.V. und Inhaberin von QUESAPconsult. Die Qualitätsentwicklung in der praktischen Ausbildung der Pflegeberufe ist ihr Arbeitsschwerpunkt. Sie hat zu diesem Themenbereich Forschungs- und Entwicklungsprojekte durchgeführt und zahlreiche Publikationen verfasst. Seit vielen Jahren berät und schult sie Pflegeeinrichtungen, die ihre Ausbildungsqualität strukturiert, praxisnah und erfolgreich gestalten wollen. Tina Knoch ist Diplom-Pädagogin und Qualitätsmanagement-Auditorin (TÜV-Süd). Kontakt über www.quesap.de

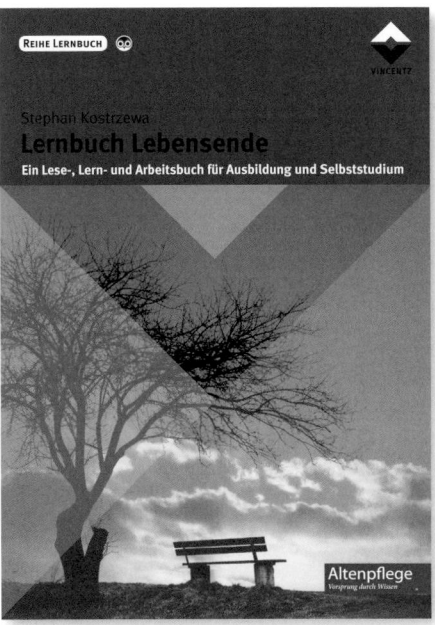